WESTEND

PROF. DR. BERNHARD HOMMEL

WIR TRIGGERN UNS ZU TODE

Psychogramm einer
neurotischen Gesellschaft

WESTEND

Mehr über unsere Autor:innen und Bücher:
www.westendverlag.de

Die Deutsche Nationalbibliothek verzeichnet diese Publikation in der Deutschen Nationalbibliografie; detaillierte bibliografische Daten sind im Internet über http://dnb.d-nb.de abrufbar.

MIX
Papier | Fördert gute Waldnutzung
FSC® C014889
FSC
www.fsc.org

ISBN 978-3-86489-464-0
1. Auflage 2024

Umschlaggestaltung: Buchgut, Berlin
Satz: Publikations Atelier, Weiterstadt
Druck und Bindung: Friedrich Pustet GmbH & Co. KG,
Gutenbergstraße 8, 93051 Regensburg
Printed in Germany

Inhalt

Einleitung 7

Was sind Neurosen? 15
Aufmerksamkeit 18
Bewältigungsstrategien 22
Komplexe 31

Wie werden wir neurotisch? 39
Die Flut der Trigger 41
Selbstsensibilisierung 53
Komplexbildung 91
Der autoneurotische Teufelskreis 119

Wie werden wir unsere Neurosen wieder los? 125
Neue Sachlichkeit 127
Dem Zweifel eine Chance 130
Lust auf Diversität 138

Nachwort 149

Literatur 151

Einleitung

Es steht nicht gut um unsere geistige Gesundheit. Der im Jahr 2021 erschienene Gesundheitsreport der Techniker Krankenkasse weist einen seit Mitte der 2000er-Jahre stetig wachsenden Krankenstand aus. Dafür sind keineswegs körperliche Krankheiten verantwortlich, denn die befinden sich seit 2000 auf ungefähr gleichem Niveau. Es sind Störungen von Psyche und Verhalten, die uns zunehmend krank machen, wie ein dramatischer Anstieg über den gesamten Zeitraum deutlich zeigt. Auch die DAK berichtet im selben Jahr über eine Zunahme der Fehltage seit 2010 von 56 Prozent, während körperliche Erkrankungen im selben Zeitraum nur zu 11 Prozent zunahmen. Psychische und Verhaltensstörungen stellen bei jungen Menschen zwischen 15 und 24 Jahren mittlerweile den häufigsten Grund für stationäre Krankenhausbehandlungen dar, wogegen sich der Anteil aller körperlichen Ursachen zwischen 2005 und 2020 teilweise deutlich reduziert hat. Der Youth Risk Behavior Survey, eine repräsentative nationale Studie zur Erfassung der psychischen Gesundheit US-amerikanischer Highschool-Studenten zwischen 2011 und 2021, stellt äußerst beunruhigende Trends fest: der Prozentsatz von Studenten mit dauerhaften Gefühlen von Traurigkeit oder Hoffnungslosigkeit hat sich in dem Zeitraum von 28 auf 42 Prozent erhöht; inzwischen haben 22 Prozent der Studenten ernsthaft erwogen, sich umzubringen, 18 Prozent haben dazu einen konkreten Plan entwickelt, und 10 Prozent haben diesen Plan bereits (erfolglos) ausgeführt. Studentinnen sind davon stärker betroffen als Studenten: 57 Prozent von ihnen fühlen sich dauerhaft deprimiert, und 30 Prozent haben einen ernsthaften Selbstmordversuch unternommen. Untersuchungen in Großbritannien, Kanada, Australien und Neuseeland zeigen sehr ähnliche Trends. Der Psychologe Jonathan Haidt spricht dementsprechend von einer weltweiten Epidemie mentaler Krankheit bei Kindern und Heranwachsenden.

Was aber sind psychische und Verhaltensstörungen eigentlich, worum genau geht es hier? Das Robert Koch-Institut hat diese Kategorie bei 18- bis 79-Jährigen weiter aufgeschlüsselt. Angststörungen machen demnach mit fast 20 Prozent den Löwenanteil aus, gefolgt von etwa 12 Prozent affektiver Störungen (wie etwa Depressionen), Substanzabhängigkeiten (also Drogensucht), psychotische Störungen, Essstörungen und anderem. Diese Kategorien sind keineswegs völlig unabhängig voneinander. Tatsächlich finden sich in der psychiatrischen Diagnose häufig sogenannte Komorbiditäten, wie etwa wenn depressive Personen oder Menschen mit Essstörungen gleichzeitig unter Angst leiden. Auch ohne jede medizinische, psychiatrische und psychologische Ausbildung lässt sich leicht erkennen, dass irgendetwas mit unseren Gefühlen nicht in Ordnung ist. Ebenfalls lässt sich erkennen, dass dies ein relativ neuer Trend ist, der erst so richtig Mitte der 2000er-Jahre einsetzt und der immer größere Teile unserer Gesellschaft umfasst. Dabei geht es nicht nur um psychiatrisch bedeutsame Verhaltensweisen, also Störungen mit einer konkreten psychiatrischen Diagnose. Denn auch außerhalb von Kliniken und psychologischen Behandlungszentren geraten unsere Gefühle aus den Fugen.

Oft beklagt wird etwa die stetige Zunahme narzisstischen Verhaltens im Alltag. Von Narzissmus redet man bei Menschen, die sich besonders großartig und wichtig finden, die also ein großes Bedürfnis nach Bewunderung und einen Mangel an Einfühlungsvermögen in andere an den Tag legen. Menschen mit diesen Eigenschaften gibt es immer mehr: Tatsächlich zeigen einige Studien ein systematisches Wachstum des Narzissmus in westlichen Ländern. Während zum Beispiel um 1963 lediglich 12 Prozent der heranwachsenden US-Amerikaner der Aussage »Ich bin eine wichtige Person« vorbehaltlos zustimmen konnten, stieg der Anteil bis 1992 auf 77 bis 80 Prozent. Neuere Studien legen nahe, dass es sich beim Wachstum von Narzissmus nicht unbedingt um ein Naturgesetz handelt, sondern dass der Anstieg narzisstischen Verhaltens vor allem mit der Benutzung sozialer Medien zusammenhängt. In welche Richtung dieser Zusammenhang entsteht, ob also die Nutzung von sozialen Medien nur ein Ausdruck oder die eigentliche Ursache der narzisstischen Neigung darstellt, ist allerdings noch unklar.

In jedem Fall ist es wichtig, zwischen zwei Formen des Narzissmus zu unterscheiden. Einerseits gibt es den *grandiosen Narzissmus*, den man leicht an großspurigem, exhibitionistischem Verhalten, einem hohen Maß an Selbstsicherheit und einer »großen Klappe« erkennt. Wenn nicht aus Ihrem Bekanntenkreis, dann werden Sie solche Menschen aus der Sparkassen-Werbung kennen: mein Haus, mein Auto, mein Boot! Diese Art des Narzissmus mag für andere unangenehm sein, aber sie macht einen in der Regel nicht krank. In Führungspositionen und bestimmten Bereichen der Wirtschaft kann sie sich sogar als nützlich für die betroffene Person und das entsprechende Unternehmen erweisen. Andererseits gibt es den *verletzlichen Narzissmus*, den man an der Introvertiertheit, den negativen Gefühlen, der zwischenmenschlichen Kälte, der Boshaftigkeit und einem hohen Grad an Egozentrik der betroffenen Person erkennt. Menschen mit dieser

Art von Narzissmus finden sich zwar großartig und anderen überlegen, haben aber den Eindruck, dass die anderen diese Fähigkeiten nicht hinreichend anerkennen. Und versuchen daher, diese Anerkennung durch Aggressivität gegenüber anderen zu erzwingen. Es ist diese zweite Gruppe, die unter Angststörungen leidet und anderen zu schaffen macht. Es sind Narzissten dieser Art, von der Sie mit größerer Wahrscheinlichkeit beleidigende, übermäßig persönliche Kommentare im Internet bekommen – wenn Sie dort unterwegs sind. Und die in dafür geeigneten gesellschaftlichen Positionen die Existenzen anderer Menschen bedrohen, manchmal auch vernichten wollen und können.

Psychische Probleme wirken oft nach innen, wie etwa bei Depression oder bei Essstörungen. Menschen mit emotionalen Problemen können sich zum Beispiel ritzen, sich sozial selbst isolieren und in einen Kreislauf negativer Gedanken und Gefühle geraten. Psychische Probleme können aber auch nach außen wirken. Während also manche Betroffenen ihre Probleme »internalisieren«, wie es im Fachjargon heißt, werden sie von anderen externalisiert. Das beginnt mit Wut und anderen nach außen gerichteten negativen Emotionen. Allein in den letzten zwei Jahren hat sich die Anzahl deutscher Bürger, die ihre Gefühlslage mit Wut bezeichnen würden, verdoppelt und liegt nun mit 40 Prozent auf einem besorgniserregend hohen Niveau. Auch die aktive Gewalt nimmt zu. Fälle von Cybermobbing sind in den letzten Jahren rapide gestiegen und haben 2020 ein Rekordniveau von über 17 Prozent Betroffenen zwischen 8 und 21 Jahren erreicht. Die Jugendkriminalität hat nach einem Rückgang während der Pandemie wieder ordentlich zugelegt, vor allem bei Gewaltdelikten von Jugendlichen unter 14 Jahren. Auch die Gewalt in partnerschaftlichen Beziehungen und Familien hat im Jahr 2022 ein neues Rekordniveau erreicht, Fälle der Nötigung, der Bedrohung oder der Nachstellung (Stalking) steigen kontinuierlich an. »Fast alle zwei Minuten wird in Deutschland ein Mensch Opfer von häuslicher Gewalt«, fasst Bundesfamilienministerin Lisa Paus bei der Vorstellung des Lagebilds Häusliche Gewalt im Juli 2023 zusammen. »Jede Stunde werden mehr als 14 Frauen Opfer von Partnerschaftsgewalt. Beinahe jeden Tag versucht ein Partner oder Expartner eine Frau zu töten.«

Kurzum, wir werden zunehmend das, was man früher »irre« genannt hat, und es gibt keine Anzeichen dafür, dass Besserung vor der Tür steht. Tatsächlich hat die Corona-Pandemie viele Probleme mit unserer geistigen Gesundheit verstärkt beziehungsweise sichtbar gemacht. Vor allem bei den Jüngeren, die zeitweise des Großteils ihrer sozialen Umwelt beraubt wurden. Nun sind fachliche Diagnosen nicht immer bedeutsam für die breite Öffentlichkeit. Warum sollte sich also diese Öffentlichkeit mit den Entwicklungen an den Rändern ihres Normalitätsspektrums befassen? Mit den Abweichlern. Es hat schon immer ein paar merkwürdige Menschen gegeben, so könnte man denken, warum sollen wir uns Sorgen darüber machen, ob es nun ein paar mehr werden? Sind medizinische Statistiken wirklich so wichtig für unseren Alltag? Ist das nicht etwas für Fachleute? Ich fürchte nicht. Und zwar deshalb, weil wir alle mehr oder weniger betroffen sind. Das zeigen schon die Zahlen: Wenn etwa jeder siebte Erwachsene mindestens einmal im Leben ernsthaft depressiv wird und wenn viele davon auch noch mindestens eine andere psychiatrische Diagnose erhalten, wenn über die Hälfte aller Studentinnen derart hoffnungslos sind, dass viele von ihnen an Selbstmord denken, dann sind das wirklich viele Menschen. Und wir reden hier nur von einer von vielen psychischen Störungen. Die Probleme mit unserer mentalen Gesundheit sind also derart angewachsen, dass es wirklich jeden von uns treffen kann. Das hat einerseits ganz persönliche Konsequenzen, weil es viele dieser Probleme wirklich in sich haben. Andererseits aber auch soziale Konsequenzen, denn die ökonomischen Probleme durch Arbeitsausfälle, Krankenstände und Ähnliches sind sehr real und sehr erheblich. Es geht also wirklich um uns alle. Aus diesem Grund werde ich in diesem Buch davon ausgehen, dass wir es bei diesem Niedergang unserer geistigen Gesundheit mit einem allgemeinen gesellschaftlichen Problem zu tun haben.

Für diese Annahme spricht noch ein weiteres Argument. Abseits aller fachlichen Diagnosen und Einschätzungen gibt es nämlich auch noch eine ganze Reihe weniger wissenschaftlich motivierter Zweifel an der geistigen Gesundheit unserer Gesellschaft. In- und ausländische Zeitungen haben Deutschland immer wieder als eine Gesellschaft der »Dauerempörten« charakterisiert. Immer mehr Hass wird im Internet und auf den Straßen verortet – Hass auf Ausländer, Juden, Schwarze, Schwule und viele andere mehr. Deutschland, so hat Thilo Schmidt im *Deutschlandfunk* diagnostiziert, verliert seine Hemmungen. Der *Spiegel* konstatiert, dass Unsicherheit und Wut der Deutschen wachsen, gemischt mit Hoffnungslosigkeit. Es braucht wenig medizinischen Sachverstand, um in diesen Tendenzen Vorstufen der von den Krankenkassen festgestellten psychopathologischen (also mit geistigen Erkrankungen zu tun habenden) Entwicklungen zu sehen. Was aber können wir tun? Um das beurteilen zu können, so lautet eines meiner Argumente, müssen wir besser verstehen, welche Mechanismen zu diesen weitreichenden und drastischen Verschlechterungen unserer geistigen Gesundheit geführt haben. Warum sind auf einmal so viel mehr Menschen deprimiert, zerbrechlich oder aggressiv, warum kämpfen sie mit Abhängigkeiten und Essstörungen? Erst wenn wir besser verstanden haben, worin der gemeinsame Kern dieser Probleme besteht, können wir überlegen, wie wir sie bekämpfen, vielleicht sogar beseitigen können.

Aber auch für uns selbst ist ein besseres Wissen um die zugrunde liegenden Mechanismen wichtig. Nur wenn wir verstehen, wie wir so geworden sind, können wir diese Entwicklung vernünftig einordnen und ihr konstruktiv begegnen.

Das Ziel dieses Buches besteht daher darin zu erklären, wie die Mechanismen beschaffen sind, die den genannten psychologischen Problemen zugrunde liegen, und wie viele der jüngeren gesellschaftlichen Entwicklungen, die viele von uns eigentlich als sehr positiv empfinden, doch dazu geeignet sind, unsere psychologischen Probleme zu verschärfen. Die Einsicht in diese Zusammenhänge wird entscheidend dafür sein, ob wir diese Probleme wieder in den Griff bekommen. Im nächsten Kapitel werde ich erst einmal argumentieren, dass der Kern der genannten psychologischen Probleme etwas mit Neurosen und Neurotizismus zu tun hat. Dies sind zunächst einfach nur Begriffe, die Sie vielleicht aus der Psychiatrie, aber nicht aus dem Alltag kennen. Nicht-Experten werden sie also wenig sagen, und selbst viele Experten verwenden sie lediglich zur Etikettierung und Einordnung von Patientengruppen beziehungsweise Persönlichkeitseigenschaften – ohne dass sie notwendigerweise verstehen, worum genau es sich dabei handelt. Daher werde ich versuchen, verständlich zu machen, worin das Wesen der Neurosen beziehungsweise des Neurotizismus eigentlich besteht. Um mich selbst und meine Leser nicht in wissenschaftliche Finessen zu verstricken, werde ich dabei viele Details geflissentlich übergehen und lediglich eine relativ holzschnittartige Erklärung anbieten, die aber völlig ausreicht, um zu erkennen, inwiefern Neurotizismus die zunehmend problematischen Verhaltensweisen ermöglicht und befeuert. Und sie macht deutlich, inwiefern wir selbst zur Verstärkung unserer Neurosen und damit zum verstärkten Auftreten verschiedenster emotionaler Störungen beitragen. Mit »uns« selbst meine ich sowohl das Individuum, einschließlich Ihrer und meiner selbst, als auch unsere Gesellschaft, deren aktiver Teil wir ja ebenso sind. Wie wir gemeinsam unsere Neurosen aktiv verstärken, werde ich im darauffolgenden Kapitel anhand verschiedener gesellschaftlicher Trends der letzten Jahre ausführlich besprechen. Das vierte und letzte Kapitel widme ich dann der Frage, welche Möglichkeiten wir haben, um die Entwicklung unserer geistigen Gesundheit zum Guten zu wenden. Wie, werde ich fragen, können wir alle weniger neurotisch werden? Aber der Reihe nach, was sind überhaupt Neurosen?

Was sind Neurosen?

Wortgeschichtlich bedeutet der Begriff Neurose so etwas wie »Nervenkrankheit«. Der erste Teil des Wortes leitet sich vom altgriechischen »Neuron« ab, was im Deutschen so etwas wie Nerv bedeutet, und der zweite Teil »-ose« wird häufig dazu verwendet, Krankheiten zu bezeichnen. In der Psychiatrie werden die Neurosen von den Psychosen unterschieden. Beide sogenannten »Störungen« haben gemeinsam, dass sie sich nicht auf eindeutige körperliche Ursachen zurückführen lassen. Es handelt sich also in beiden Fällen um »Geisteskrankheiten« im tatsächlichen Sinne. Das heißt übrigens keineswegs, dass sich diese Störungen nicht auch körperlich nachweisen lassen. Moderne bildgebende Verfahren konnten vielfach zeigen, dass sich die Hirnaktivitäten von mehr oder weniger neurotischen oder psychotischen Personen von den Aktivitäten anderer systematisch unterscheiden. Neurosen und Psychosen sind also nicht bloß etwas, das man sich einbildet, sondern sie sind sehr real. Aber es gibt eben nicht ein bestimmtes Organ, eine bestimmte Gehirnschädigung, die ihr Auftreten bewirkt. Der Unterschied zwischen Neurosen und Psychosen liegt darin, dass Psychosen die Wahrnehmung der Wirklichkeit in systematischer Weise beeinträchtigen und verzerren, während das für Neurosen nicht zutrifft. Wenn Sie also Dinge sehen, die da nicht wirklich sind, dann leiden Sie vermutlich unter einer Psychose; wenn Sie dagegen gelegentlich Panikattacken bekommen, dann haben Sie es mit einer Neurose zu tun.

Der Begriff der Neurose hat eine längere Geschichte, die mindestens auf den schottischen Arzt William Cullen im 18. Jahrhundert zurückgeht, aber er ist im deutschen Sprachraum vor allem durch die Freud'sche Psychoanalyse populär geworden. Von Neurosen redet man eigentlich vor allem im Bereich der Psychopathologie, wenn es also um Geisteskrankheiten mit einer psychiatrischen Diagnose geht. Aber auch geistig vollkommen gesunde Menschen können neurotisch sein, manche mehr, andere weniger. Persönlichkeitspsychologen wie Hans-Jürgen Eysenck haben argumentiert, dass Neurotizismus eine ganz zentrale, also vollkommen »normale« Eigenschaft der menschlichen Persönlichkeit darstellt. Inzwischen haben die wichtigen Persönlichkeitsmodelle Neurotizismus als einen der Bausteine von Persönlichkeit akzeptiert. Das momentan vorherrschende Persönlichkeitsmodell der Big Five, also der Großen Fünf, verbindet den Faktor des Neurotizismus mit vier anderen Faktoren (Extraversion, Gewissenhaftigkeit, Offenheit für Erfahrungen und Verträglichkeit), um die menschliche Persönlichkeit umfassend zu beschreiben.

Es ist für unsere Zwecke wichtig zu verstehen, dass mit diesen Entwicklungen ein Bedeutungswandel des Konzeptes der Neurose verbunden ist. Zunächst bezog sich dieses Konzept nur auf eine *diskrete* Eigenschaft, also etwas, was man entweder ist oder nicht ist, beziehungsweise etwas, das man entweder hat oder nicht hat. Und dies nur in einem psychopathologischen Zusammenhang, wenn es also um die Diagnose einer geistigen Erkrankung im medizinischen Sinne ging. Eine Neurose wäre demnach etwas, das man haben oder nicht haben kann und das einen krank macht, wenn man es hat. Solange man keine hat, wäre man vollständig gesund, und wenn man sie bekommt, wäre man ein psychopathologischer Fall. Der Begriff des Neurotizismus oder Neurotizität bezieht sich hingegen auf eine *kontinuierliche* Eigenschaft, die wir alle in gewissem Maße haben können. Der Grad kann jedoch von Person zu Person variieren, und das persönliche Ausmaß kann man zumindest theoretisch mit geeigneten Fragebögen oder anderen diagnostischen Instrumenten messen. Dies legt nahe, dass es sich bei Neurosen eben nicht um etwas Diskretes handelt, sondern um etwas, das alle Menschen mehr oder weniger stark haben können. Wir könnten demnach neurotisch sein, ohne deswegen gleich krank sein zu müssen beziehungsweise eine psychopathologische Diagnose zu erhalten. Und dieser Neurotizismus kann unter bestimmten Umständen zu- oder abnehmen. Es ist dieses kontinuierliche Verständnis von Neurosen, das ich mir in diesem Buch zu eigen machen möchte. Es geht mir also im Weiteren nicht um eine bestimmte psychopathologische Kategorie oder eine diagnostizierte Nervenkrankheit. Sondern es geht mir um einen Aspekt der Persönlichkeit, den wir alle mehr oder weniger teilen. Nach diesem Verständnis können Neurosen auf einer Skala kontinuierlich variieren, sodass manche von uns minimal neurotisch sind (also minimale Neurotizismus-Werte auf einer Skala erzielen würden), manche von uns maximal neurotisch (also maximale Werte erzielen würden), während wieder andere irgendwo dazwischenliegen. Wo man auf dieser Skala eine psychopathologische Linie ziehen möchte (oder ob man das überhaupt tun will), ist für meine Argumentation unerheblich. Denn ich rede von Neurosen und neurotischen Neigungen, die wir alle haben (können).

Aber warum rede ich überhaupt über Neurosen? Dieses Konzept ist deshalb interessant, weil es mit all den Problemen, die ich eingangs erwähnt habe, zu tun hat: Depressionen, Angstzustände, Suchtverhalten, Essstörungen, Aggressionen gegenüber sich selbst und anderen und vieles mehr. Menschen, die unter diesen Problemen leiden, zeigen in der Regel erhöhte Werte auf Neurotizismus-Skalen entsprechender Fragebögen. Dies legt wiederum nahe, dass wir einen besseren Zugang zu den geschilderten Problemen haben, wenn wir nur etwas besser verstehen, was Neurotizismus eigentlich ist. Was also ist Neurotizismus? Eine ausgefeilte, allgemein akzeptierte Theorie der mechanistischen Grundlagen von Neurotizismus haben wir nicht, und so bleibt es oft bei bloßen Beschreibungen. Geht man von den Fragen aus, mit deren Hilfe Neurotizismus in Fragebögen diagnostiziert wird, dann zeichnen sich hochneurotische Personen durch die folgenden Verhaltensweisen aus: Sie sind ängstlich, reizbar, nervös, deprimiert, unzufrieden, introvertiert, sozial befangen, impulsiv, sensibel und verletzlich. Personen mit niedrigen Neurotizismus-Werten lassen sich hingegen als emotional stabil, unempfindlich und unsensibel beschreiben. Wir merken hier bereits, dass Neurotizismus Vor- und Nachteile hat, denn sensibel sind Menschen in der Regel sehr gern, sehr ängstlich hingegen eher nicht. Es ist ebenfalls leicht zu erkennen, dass es bei Neurotizismus um Emotionen geht, also um das Reagieren auf emotionale Reize und auf den Umgang damit. Diese Themen werden uns im Weiteren noch öfter beschäftigen, und sie stellen auch einen Schlüssel dafür dar, wie man den Mechanismus neurotischen Verhaltens verstehen kann.

Aufmerksamkeit

Für ein tieferes Verständnis neurotischen Verhaltens ist es wichtig, sich mit drei Faktoren und deren Zusammenwirken auseinanderzusetzen, denn es ist die Art ihres Zusammenspiels, die Neurosen erzeugt. Den ersten Faktor könnte man *Aufmerksamkeit* nennen. Aufmerksamkeit ist ein schillernder Begriff, der zu viele Bedeutungen hat, um wissenschaftlichen Nutzen daraus zu ziehen. Was ich hier meine, ist allerdings etwas ganz Konkretes: Wie viel Aufmerksamkeit messen wir dem emotionalen Aspekt von Ereignissen bei, die wir wahrnehmen und verarbeiten? Oder anders gesagt: Wie hoch gewichten wir den emotionalen Anteil eines Ereignisses oder einer Botschaft im Vergleich zu dem inhaltlichen Anteil? Der Begriff der Aufmerksamkeit bezieht sich hier auf den Einfluss, den bestimmte Eigenschaften von Ereignissen auf unser Erleben und unser Handeln haben. Normalerweise fokussieren wir uns auf nur wenige dieser Eigenschaften: Die Bedeutung einer Nachricht hängt nicht von der Beschaffenheit des Papiers ab, auf der sie gedruckt wurde, oder der Größe des Monitors, auf dem sie erscheint; der Geschmack eines Fisches hängt nicht vom Dekor des Tellers ab, auf dem er serviert wird; und die wahrgenommene Klarheit eines Sees hängt nicht vom Wochentag ab, an dem man ihn wahrnimmt. Manche Eigenschaften eines wahrgenommenen Ereignisses sind also für uns viel wichtiger als andere, sodass wir unsere Aufmerksamkeit auf die wichtigen richten und die unwichtigen ignorieren. Interessanterweise verarbeiten wir immer auch die unwichtigen, und dies kann auch durchaus einiges mit uns anstellen; aber darum soll es in diesem Zusammenhang nicht gehen.

Alle Ereignisse haben nicht nur Eigenschaften, die man physisch beschreiben kann, also eine bestimmte Größe, eine bestimmte Farbe, einen bestimmten Zeitpunkt, zu dem man ihnen begegnet, und so weiter, sondern sie haben auch emotionale Eigenschaften: Eine Schlange finden wir vielleicht angsterregend, eine Flutwelle beunruhigend, ein schönes Bild mag uns begeistern, ein bestimmter Rhythmus kann uns mitreißen, und vieles mehr. Einige Ansätze in der Emotionsforschung gehen davon aus, dass wir diese emotionalen Eigenschaften von Ereignissen ganz automatisch verarbeiten, ohne dass wir uns dagegen wehren können. Tatsächlich haben wir ja auch dann Angst vor Spinnen, wenn wir ganz genau wissen, dass sie eigentlich unschädlich sind, und viel kleiner als wir selbst sind sie ja ohnehin. Während seiner Studien über die menschliche Emotion war Charles Darwin fasziniert von der Beobachtung, dass er selbst immer wieder große Angst beim Anblick von Schlangen entwickelte, obwohl sie doch ganz offensichtlich in einem Terrarium eingeschlossen und daher für ihn völlig ungefährlich waren. Die emotionalen Eigenschaften von Ereignissen scheinen uns also zu überkommen, lange bevor wir rationale Überlegungen über diese Ereignisse anstellen und unsere Reaktionen darauf abstimmen können. Präferenzen (also emotionale Zu- oder Abneigung) brauchen keine Schlussfolgerungen, so hat dies der Psychologe Robert Zajonc einmal zusammengefasst.

Einen großen Anteil an dieser hochgradig automatischen Verarbeitung emotionaler Information hat der sogenannte Mandelkern, die Amygdala. Diese Hirnstruktur hat ihren Namen wegen ihres mandelförmigen Äußeren und sie findet sich in unserem limbischen System, also in einem evolutionär ziemlich alten Teil unseres Gehirns. Daher ist sie auch relativ direkt mit unseren Sinnesorganen verdrahtet und kann unsere Handlungen gewissermaßen kurzschließen. Wenn wir ein emotional relevantes Ereignis registrieren, dann wird eine ganze Reihe von Verarbeitungsprozessen gezündet, deren Ergebnis unsere bewusste Wahrnehmung ist. Die Augen leiten beispielsweise Informationen zum visuellen Kortex weiter, wo sie durch eine ganze Reihe von »Merkmalskarten« (also Hirnregionen, die sich der Analyse ganz bestimmter Merkmale widmen, wie Form oder Farbe) analysiert werden. Das Ergebnis wird an Hirnregionen weitergeleitet, die komplexere Verarbeitungen zuwege bringen können. So nehmen wir dann irgendwann ein bestimmtes Objekt wahr, das uns vielleicht vertraut vorkommt und zu dem uns auch ein Name einfällt. Das dauert seine Zeit, gerade bei der visuellen Informationsverarbeitung, die ja sehr stark auf chemischen und damit sehr langsamen Prozessen beruht. Bevor wir zum Beispiel realisieren, dass vor uns eine Schlange liegt, kann schon mal eine halbe Sekunde vergehen. Wenn wir dann erst noch eine Entscheidung treffen müssen, was zu tun ist, und diese Entscheidung in eine motorische Handlung übersetzen, nähern wir uns bereits einer Sekunde oder mehr – für erfolgreiches Überleben eine Ewigkeit. Daher ist es nützlich, auch aus evolutionärer Perspektive, dass wir mithilfe unseres Mandelkerns und seiner direkten Verdrahtung mit Wahrnehmung und Handlung vielen Gefahren reflexhaft begegnen können. In nur wenigen Hunderten Millisekunden sind wir meist schon zur Seite gesprungen oder weggelaufen, lange bevor wir tatsächlich verstanden haben, dass die Schlange der Auslöser war.

Wie alle simplen Mechanismen hat diese direkte Verdrahtung auch ihre Nachteile. Denn direkt ist diese Verdrahtung ja deswegen, weil sie nicht den Umweg über unser Gedächtnis und unsere bewusste Verarbeitung nimmt. Dementsprechend kann dieser Mechanismus auch nicht ausreichend informiert sein, um zu verstehen, dass von einer Schlange oder Spinne hinter einer Glasscheibe keine Gefahr ausgeht. Man kann ihm nicht beibringen, dass manche Schlangen und Spinnen völlig ungefährlich sind. Er ist wie ein Airbag, der sich auch dann aufbläst, wenn wir nur deswegen schnell gebremst haben, weil wir unsere Bremsen testen wollten. Zudem blasen sich die Airbags mancher Menschen eher auf als die von anderen: Mandelkerne können sich nämlich sehr in ihrer Empfindlichkeit unterscheiden. Dafür könnten genetische Faktoren verantwortlich sein, die zum Beispiel für eine besonders effiziente (oder ineffiziente) Verarbeitung von relevanten Umweltreizen sorgen oder für eine besonders effiziente (oder ineffiziente)

Verbindung mit anderen Hirnregionen, die sich mit Emotionen befassen. Aber auch frühe Umwelterfahrungen könnten eine Rolle spielen, wie etwa vorgeburtlicher emotionaler Stress. In jedem Fall ist der Preis, den wir für die Einfachheit unseres Gefahrensystems bezahlen, das Auftreten sogenannter Phobien. Unter Phobien (vom altgriechischen »phobos«, also Furcht oder Schrecken) versteht man »unangemessene Ängste«, wie etwa die von Darwin vor der Schlange im Terrarium. Interessanterweise kann man Phobien loswerden, womit wir uns im folgenden Abschnitt beschäftigen werden.

Bewältigungsstrategien

Sogenannte »unangemessene Ängste« gibt es reichlich. Menschen können vor fast allem Angst haben: Höhe, Tiefe, der Zukunft, vor Tieren an sich, bestimmten Tieren, anderen Menschen, Berührungen durch andere Menschen, menschenähnlichen Figuren, Mundgeruch, der Umwelt, dem Neuen, dem Glücklichsein, Strahlungen oder dem eigenen Spiegelbild – um nur ganz wenige Möglichkeiten zu nennen. Mein Vater hatte über die Jahre eine Abneigung, dann eine Allergie und schließlich eine gewisse Furcht vor Aktenstaub entwickelt. Also nicht vor Staub an sich, sondern nur vor Staub, der sich auf Akten sammelt. Der Zeitpunkt und der Kontext dieser Entwicklung lassen leicht erkennen, dass es sich hier um psychologisch bedeutsame Prozesse gehandelt haben muss. Er hatte lange erfolgreich in der Industrie gearbeitet, relativ frei und selbstständig und mit guter Bezahlung. Dann wurde er unverschuldet krank, wurde entlassen, bekam dann aber Arbeit in einer Verwaltung. Dort verlor er all seine Freiheit und musste nun vornehmlich Akten bearbeiten und dabei nach »der

Pfeife« von jüngeren, ziemlich unerfahrenen Kollegen »tanzen«. Die Abneigung gegen Aktenstaub war also direkt gekoppelt an Erfahrungen von persönlicher Demütigung. Ein psychologischer Schelm, der hier keine Zusammenhänge sieht.

So vielfältig Phobien auch sein mögen, sie haben doch zwei Gemeinsamkeiten, die für uns von Bedeutung sein werden. Erstens sind sie in der Regel an konkrete Auslöser, an bestimmte Reize gekoppelt. Eine Spinnenphobie aktiviert sich in der Regel nicht von selbst, sondern dann, wenn man Spinnen begegnet, wenn man Spuren von ihnen entdeckt, wenn man sich Orten nähert, an denen man Spinnen vermutet, und Ähnliches mehr. Es ist also die Wahrnehmung oder doch zumindest die Erwartung der Wahrnehmung ganz bestimmter Reize, die die entsprechende Phobie und die damit einhergehenden Ängste aktiviert. Zweitens kann sich das Auftreten und die Stärke einer Phobie im Laufe der Zeit verändern. Manche Phobien hat man schon immer gehabt, aber viele entstehen erst über die Jahre. Und manche verschwinden auch wieder, manchmal von alleine und manchmal infolge einer Therapie. Nicht jede Therapie ist wirksam, und kaum eine Therapie wirkt bei allen Menschen gleich. Aber die Tatsache, dass Therapien überhaupt einen Effekt haben, zeigt uns, dass sich Phobien verändern können. Man ist Ängsten also nicht ausgeliefert, sondern man kann etwas gegen sie tun.

Um Ängste loszuwerden, stehen eine ganze Reihe von Therapiemöglichkeiten zur Verfügung. Die meisten davon und vor allem die effektivsten dienen einem einzigen Zweck: dem der Aufmerksamkeitssteuerung. Denn die unangenehme Eigenschaft von Ängsten und anderen neurotischen Verhaltensweisen besteht ja darin, dass sie automatisch den gesamten Verarbeitungsapparat okkupieren – sie ziehen ganz automatisch die gesamte Aufmerksamkeit auf sich. Je besser es uns also gelingt, diese Okkupation zu unterbinden, desto besser bekommen wir unsere Ängste und dadurch auch unsere Neurosen in den Griff. Neurosen kann man also durch Aufmerksamkeitssteuerung begegnen. Aber wie genau macht man das? Wie unterbinden wir diese Macht bestimmter Reize, unsere Aufmerksamkeit mit Beschlag zu belegen? Die zwei besten Antworten auf diese Frage lauten: entweder durch die systematische Unterdrückung dieser Aufmerksamkeit auf die betreffenden Reize oder durch eine vergrößerte Selektivität dieser Aufmerksamkeit. Lassen Sie mich das erklären.

Die Methoden zur Unterdrückung der Aufmerksamkeit, die wir neurotisch relevanten Reizen widmen, bedienen sich der menschlichen Gewöhnung. Auch viele Spinnenliebhaber werden früher einmal Angst vor Spinnen gehabt haben. Aber im Laufe der Zeit haben sie gelernt, dass Spinnen ihnen oft gar nichts tun und sehr viele Spinnen gar nicht gefährlich sind. Sie haben sich an ihren Anblick und ihre Art, sich zu bewegen, gewöhnt, oft auch an ihre haarige Oberfläche. Je mehr wir mit Spinnen umgehen, desto weniger Angst machen sie uns. Dieses Prinzip gilt für praktisch alle angsterregenden Ereignisse oder Objekte: Je öfter wir mit ihnen umgehen, desto weniger ängstlich werden wir. Gewöhnungstherapien machen sich diesen Mechanismus zunutze und erhöhen systematisch die Dosis. Erst sieht man Spinnen aus der Ferne, dann aus der Nähe, dann ohne eine Trennwand, irgendwann wird man eine Gummispinne in den Händen halten und schließlich vielleicht sogar eine lebende Spinne berühren. Überflutungstherapien benutzen auch unseren Gewöhnungseffekt, aber sie beschleunigen die Gewöhnung, indem sie phobische Personen sehr schnell und in einem hohen Maße mit Spinnen konfrontieren.

Die Tatsache, dass derartige Therapien überhaupt Erfolg haben, zeigt uns, dass wir kein willenloses Opfer unseres Mandelkerns sein müssen. Der Mandelkern mag noch so sensibel auf bestimmte emotionale Reize reagieren und versuchen, unseren Körper in höchste Alarmbereitschaft zu versetzen. Dennoch haben wir die Möglichkeit, mithilfe bestimmter Strategien die Wirkungen dieser automatischen Reaktionen zu reduzieren und in vielen Fällen sogar völlig zu vermeiden. Viele dieser Strategien arbeiten mit Gewöhnung, aber warum funktionieren sie eigentlich so gut? Was passiert mit uns, wenn wir uns an etwas gewöhnen? Wie können wir diese Gewöhnung vielleicht sogar unterstützen? Die Antworten auf diese Fragen haben alle mit dem zu tun, was die eigentliche Ursache von Phobien ausmacht: der Aufmerksamkeit. Wenn ein Reiz das allererste Mal auftritt, dann wird er unausweichlich jede Menge Aufmerksamkeit auf sich ziehen. In der Wissenschaft ist dann von einem sogenannten Orientierungsreflex die Rede. Orientierungsreflexe lassen sich naturgemäß besonders gut an Säuglingen und Kleinkindern untersuchen, denn die begegnen ja sehr vielen Reizen, die ihnen vorher noch nicht untergekommen sind. Tatsächlich beruhen große Teile der entwicklungspsychologischen Forschung auf der Verwendung von Orientierungsreflexen. Denn diese Reflexe haben eine bestimmte Eigendynamik. Konfrontiert man einen Säugling das erste Mal mit einem neuartigen Reiz, egal welcher Natur, dann reagiert er mit einem ganz bestimmten Reaktionsmuster: Er wendet sich dem Reiz zu, unterbricht alle anderen Aktivitäten, und untersucht diesen Reiz ganz intensiv. Jede folgende Präsentation desselben Reizes führt aber zu einer Abnahme dieses Verhaltensmusters. Nach ein paar Präsentationen findet der Reiz keinerlei Beachtung mehr. Warum ist das so?

Der Psychologe Evgeny Sokolov hat vermutet, dass jede Konfrontation mit einem neuen Reiz zwei Prozesse auslöst. Zum einen aktiviert der Reiz das gesamte zentrale Nervensystem und okkupiert sozusagen den gesamten psychischen Apparat. Nichts ist in diesem Moment wichtiger als der neue Reiz. Alle anderen Prozesse werden unterbrochen, sodass alle mentalen Kapazitäten dafür zur Verfügung stehen, sich den neuen Reiz mit allen seinen Eigenschaften anzueignen. Säuglinge zeigen das ganz deutlich, wenn sie wie gebannt auf das neue Spielzeug oder die Tante starren, die das erste Mal zu Besuch gekommen ist. Ihr ganzer Körper bebt vor Neugier und Erregung. Zum anderen führt die Konfrontation mit einem neuen Reiz zur Konstruktion eines internen Modells dieses Reizes. Man schafft sich also einen Gedächtniseintrag, der den entsprechenden Reiz beschreibt. Wenn dieser Reiz nun erneut auftritt, dann wird dieser Gedächtniseintrag wieder abgerufen. Je besser das gelingt, je besser also der momentane Reiz zum bereits entstandenen Gedächtniseintrag passt, desto bekannter wird uns der Reiz vorkommen. Je bekannter er uns vorkommt, desto schneller und effektiver wird die gleichzeitig voranschreitende Aktivierung des Zentralnervensystems gestoppt. Mit anderen Worten, je bekannter der Reiz, desto weniger regen wir uns über ihn auf. Unsere Neugier ist erloschen.

Der Ansatz von Sokolov geht also davon aus, dass der Aufbau von Erfahrung mit einem Reiz dazu dient, Wissen über den Reiz anzuhäufen und damit einen passenden Gedächtniseintrag herzustellen. Je umfassender und vielseitiger dieser Gedächtniseintrag ist, je mehr wir also über einen bestimmten Reiz wissen, desto leichter werden wir den Reiz wiedererkennen, wenn er uns wiederbegegnet. Je leichter wir ihn wiedererkennen, desto schneller können wir die Aufregung stoppen, die er uns normalerweise bescheren würde. Genau dieser Zusammenhang wird bei Gewöhnungstherapien eingesetzt: Je bekannter uns die Spinne wird, desto geringer wird unsere emotionale Erregung. In gewissem Sinne lässt sich der Orientierungsreflex als ein Mechanismus der automatischen Aufmerksamkeit verstehen. Er sorgt dafür, dass wir jedem neuen Reiz hinreichend viel Aufmerksamkeit widmen. Evolutionär ist das vorteilhaft, weil ja jeder neue Reiz potenziell eine Gefahr darstellt. Es ist nützlich, zunächst mal intensiv zu erkunden, ob das denn bei einem neuen Reiz der Fall ist. Sobald wir das aber mit hinreichender Gewissheit ausschließen können, können wir uns auch wieder anderen Dingen zuwenden. Das Wechselspiel zwischen Orientierungsreflex und Gewöhnung macht es möglich, Aufmerksamkeit dosiert einzusetzen. Also nur dann, wenn sie auch wirklich gebraucht wird.

Aus dieser Perspektive lässt sich schließen, dass beim Auftreten von Phobien irgendetwas in diesem Wechselspiel schiefgegangen sein muss. Dass Menschen auf bestimmte Reize sehr intensiv und mit großer Aufregung reagieren, ist im Prinzip ja ganz normal und der Beginn eines Lernprozesses. Dieser Lernprozess scheint aber bei Phobien nicht zu dem normalen Ende gekommen zu sein. Die Personen, die unter ihnen leiden, haben offensichtlich nicht hinreichende Gedächtnisspuren herstellen können, mit deren Hilfe sie ihre automatische Aufmerksamkeit und die dadurch resultierende Erregung kontrollieren können. Gewöhnungstherapien unterstützen diesen Prozess durch die Forcierung des Aufbaus von Gedächtnisspuren (wie durch die wiederholte Darbietung von Spinnensymbolen, Gummispinnen und schließlich echten Spinnen bei der Bekämpfung von Spinnenphobien), die es wiederum ermöglichen, die automatische Aufmerksamkeit zu unterdrücken.

Die andere erfolgreiche Methode, die scheinbar automatische Aufmerksamkeit auf neurotisch relevante Reize zu unterbinden, bedient sich der selektiven Aufmerksamkeit. Das Ziel dieser Methode besteht nicht darin, die auf diese Reize gerichtete Aufmerksamkeit zu reduzieren. Sie besteht vielmehr darin, diese Aufmerksamkeit auf weniger aufregende Aspekte der Reize zu fokussieren.

Derartige Methoden lassen sich in ganz verschiedenen Bereichen aufspüren. In der Emotionsforschung der Fünfziger- und Sechzigerjahre des vorigen Jahrhunderts waren sie oft mit dem Begriff der Rationalisierung verbunden. Um zu untersuchen, wie Menschen auf die Wahrnehmung von außerordentlich emotionalen Ereignissen reagieren, wurden Versuchspersonen zum Beispiel mit Filmen über afrikanische Beschneidungsrituale konfrontiert (eine Versuchsanordnung, die von den heutigen Ethikkommissionen an den Universitäten vermutlich unverzüglich untersagt würde). Als Maß für die erlebte Emotion wurden verbale Berichte verwendet, aber auch physiologische Maße. Besonders beliebt ist die Verwendung des sogenannten galvanischen Hautreflexes. Das klingt kompliziert, ist aber ganz simpel: Wenn wir emotional erregt sind, beginnen wir zu schwitzen. Schweiß auf unserer Haut erhöht deren elektrische Leitungsfähigkeit – Strom fließt also schneller von einem Punkt zum anderen. Wenn man diesen Fluss (natürlich mit einer extrem geringen Stromstärke) also durch zwei Elektroden auf der Haut kontinuierlich misst, lässt sich abschätzen, wie stark sich eine Person über die Zeit erregt.

Wenig überraschend zeigten diese Messungen, dass sich Menschen relativ stark erregen, wenn sie Filme über Beschneidungsrituale sehen. Interessanter war die Beobachtung, dass sich das Ausmaß dieser Erregung durch bestimmte Instruktionen an die Versuchspersonen beeinflussen ließ. Die Erregung war besonders groß, wenn die Versuchspersonen instruiert waren, vor allem auf die emotionale Bedeutung des Filminhaltes zu achten und sich in die betroffenen Personen hineinzuversetzen. Besonders gering war sie hingegen, wenn die Versuchspersonen instruiert waren, auf sachliche Zusammenhänge zu achten, wie etwa die kulturelle Bedeutung der Rituale. Derartige Instruktionen lassen sich offenkundig als Hinweise zur Aufmerksamkeitssteuerung verstehen.

Der Filminhalt war ja stets derselbe, aber Ereignisse umfassen sowohl sachliche Inhalte als auch emotionale Inhalte, und die zielgerichtete Beachtung der sachlichen Inhalte erlaubt es uns, beim selben Inhalt weniger Erregung zu verspüren.

Dieselbe Art von Aufmerksamkeitssteuerung spielt auch eine gewichtige Rolle in therapeutischen Ansätzen, die mit dem englischen Begriff des »Detachments« (etwa: Distanzierung) verbunden sind. Interessanterweise hat dieser Begriff eine außerordentlich gemischte Presse. Einerseits bezieht er sich auf Personen, die ein ungewöhnlich hohes Maß an (emotionalem) Desinteresse an den Tag legen. Sie sind zurückgezogen, unbeteiligt, leidenschaftslos und ohne soziales Interesse. Zeichen dieser Art werden nicht selten als Vorboten schwerwiegenderer psychiatrischer Erkrankungen interpretiert. Das ist sozusagen die Schattenseite der Distanzierung. Sie hat aber auch eine Sonnenseite. Wenn Menschen nämlich emotional überfordert, übermäßig gestresst, ausgebrannt und erschöpft sind, werden sie oft systematisch ermutigt, sich emotional *stärker* zu distanzieren. Zum Beispiel von ihrer Arbeit, ihren Mitarbeitern und ihrem Betrieb. Dabei geht es keineswegs darum, all dies vollständig physisch zu vermeiden. Sondern lediglich darum, den emotionalen Aspekten all dieser Reize und Umstände weniger Bedeutung zuzumessen. Mit anderen Worten, die Aufmerksamkeit auf die sachlichen Zusammenhänge und nicht deren emotionale Konsequenzen zu richten.

Auch in einigen Meditationstechniken spielen Rationalisierung und Distanzierung eine wichtige Rolle. Grundsätzlich lassen sich mindestens zwei Meditationen auseinanderhalten. Einige Arten fordern die meditierenden Personen auf, sich auf ganz bestimmte Inhalte zu fokussieren, wie etwa ein bestimmtes Losungswort, ein Mantra oder ein bestimmtes Thema (sogenannte *focused attention meditations*). Andere Meditationen haben das genau entgegengesetzte Ziel: Sie fordern die meditierenden Personen auf, sich jedem auftretenden Gedanken vorurteilsfrei zu stellen (sogenannte *open monitoring meditations*). Alles zuzulassen, nichts auszuschließen. Bei vielen Gedanken ist das nicht schwierig, wir ergeben uns einfach dem natürlichen Fluss unserer Gedanken durch das Bewusstsein. Manche Gedanken machen uns aber auch Angst, sind uns peinlich, stellen uns infrage oder sind uns anderweitig unangenehm. Dies sind die Gedanken, die wir gern unterdrücken oder denen wir durch Genuss von Alkohol oder anderen Drogen aus dem Weg gehen wollen. Gerade diese Gedanken zuzulassen ist aber eine wichtige Forderung vieler therapeutischer Ansätze, die mit Meditation arbeiten. Sie ermutigen daher meditierende Personen ausdrücklich, auch unangenehme Gedanken vorurteilsfrei zuzulassen. Um ihnen das zu ermöglichen, werden sie gleichzeitig angehalten, sich auf die sachlichen statt auf die emotionalen Aspekte dieser Gedanken zu konzentrieren. Wenn Sie also etwa einen großen Fehler in Ihrem Leben gemacht haben, dann ist Ihnen das sicher peinlich und unangenehm. Aber das macht den Fehler ja nicht ungeschehen und Sie können ihn erst dann vernünftig auswerten und durch ihn lernen, wenn Sie über Ihre Scham und Ihren Schmerz hinwegsehen und sich einfach auf den Fakt Ihres Verhaltens konzentrieren. Auch das ist ein Ausdruck von Aufmerksamkeitskontrolle: Sie vermeiden keineswegs die Beachtung eines bestimmten Ereignisses, konzentrieren sich aber auf die Eigenschaften davon, die für Sie nützlich sind. Und dies sind in der Regel nicht die emotionalen, sondern die sachlichen Eigenschaften.

Kurzum, auch wenn die emotionalen Eigenschaften von Ereignissen einen direkten Draht zu unserem Nervensystem haben, können wir doch mithilfe geeigneter Bewältigungsstrategien lernen, deren Einfluss auf unsere Aufregung zu steuern. Je wirksamer diese Strategien, desto weniger neurotisch müssen wir sein. Und umgekehrt: ohne geeignete Bewältigungsstrategien sind wir emotionalen Auslösereizen (den sogenannten Triggern) ziemlich hilflos ausgeliefert.

Komplexe

Menschen mit einem sehr empfindlichen Mandelkern (beziehungsweise einer sehr effizienten Kommunikation zwischen Mandelkern und anderen emotionsbezogenen Hirnregionen) und mit unzulänglichen Bewältigungsstrategien haben es sicherlich schwerer als andere. Sie werden sich öfter aufregen oder unsicher werden und vielleicht zu Übersprungshandlungen neigen. Aber viele neurotische Verhaltensweisen und Störungen lassen sich durch die Annahme einer Überempfindlichkeit allein nicht erklären. Menschen mit Magersucht sind nicht einfach nur aufgeregt, sondern sie sind die ganze Zeit mit ihrem Körper und ihrer Verdauung beschäftigt. Schüler, die sich ritzen, tun dies nicht einfach nur deswegen, weil sie durch bestimmte Reize abgelenkt und erregt werden, sondern sie neigen zu Minderwertigkeitsgefühlen. Leute schlagen nicht auf Sanitäter ein, nur weil gerade ihr Zentralnervensystem aktiviert wurde. Uns fehlt also noch eine gewichtige Komponente, um zu verstehen, was Neurosen wirklich mit uns machen: die Komplexe.

Der Begriff der Komplexe wurde ursprünglich von dem Psychiater Theodor Ziehen in die Wissenschaft eingebracht und von dem Psychoanalytiker Carl Gustav Jung für die Erklärung von psychopathologischen Verhaltensweisen fruchtbar gemacht. Der Inhalt des Begriffes bezieht sich auf die Struktur des menschlichen Gedächtnisses. Neuere psychologische Ansätze haben die

Neigung, psychologische Phänomene mithilfe von Mechanismen der Informationsverarbeitung zu erklären. Ähnlich wie ein Computer Informationen langfristig auf einer Festplatte speichert (auch wenn die sich mittlerweile oft in einer »Cloud« befindet), speichern demnach auch Menschen Informationen zunächst kurzfristig, dann langfristig ab, um sie später wieder »abzurufen«. Diese Metapher hat jedoch ihre Grenzen. Denn während ein Computer verschiedene Informationen über dasselbe Ereignis unabhängig voneinander abspeichert, bleiben die Gedächtnisinhalte beim Menschen miteinander verbunden. Wenn Ihnen ein Ereignis einfällt, dass Ihnen bei Ihrem letztjährigen Urlaub auf Mallorca widerfahren ist, dann ist die Wahrscheinlichkeit sehr hoch, dass auch Ihr nächster Gedanke mit diesem Urlaub zu tun hat. Wenn Sie an einen Gegenstand in Ihrem früheren Kinderzimmer denken, dann fällt Ihnen mit hoher Wahrscheinlichkeit auch noch ein anderer Gegenstand aus diesem Zimmer ein oder etwas, das Sie in diesem Zimmer erlebt haben. Mit anderen Worten, unser Gedächtnis ist hochgradig strukturiert und diese Struktur spiegelt gewisse episodische oder inhaltliche Zusammenhänge wider. Was man zusammen erworben hat, wird man mit hoher Wahrscheinlichkeit auch wieder zusammen erinnern.

Die Einträge unseres Gedächtnisses sind also miteinander vernetzt, und die Art dieser Vernetzung folgt einer gewissen inhaltlichen oder situativen Logik. Genau das war auch Jung aufgefallen. Wenn er seine Patienten frei assoziieren ließ, dann kreisten deren Gedanken meist um bestimmte Themen. Diese Themen versuchte Jung dann mit etwas systematischeren Mitteln zu bestimmen, weil er glaubte, damit das wesentliche Problem der Patienten erfasst zu haben – ihre »Komplexe«. Jung hat eine ganze Zahl solcher Komplexe identifiziert. Besonders bekannt geworden ist der Minderwertigkeitskomplex, auch wenn der eigentlich das Steckenpferd des psychoanalytischen Kollegen Alfred Adler war. Personen mit einem Minderwertigkeitskomplex fühlen sich unterlegen und unbedeutend, oft aus nicht nachvollziehbaren Gründen. Diese Empfindungen können zunehmen, letztlich zu vollwertigen Depressionen, manchmal auch zum Selbstmord führen. Aber auch Kompensationsverhalten tritt häufig auf, wie übertriebener Perfektionismus, Aggression oder Narzissmus. Sie merken schon, der Weg zum eingangs erwähnten verletzlichen Narzissmus ist nicht mehr weit. Nun hat das Konzept der Komplexe in der Psychoanalyse eine sehr weitgehende, bei Jung sogar recht esoterische Bedeutung, die nicht von der wissenschaftlichen Forschung gedeckt ist und die ich mir deswegen nicht zu eigen machen möchte. Aber die Grundidee, dass unser Gedächtnis hochgradig strukturiert ist und dass wir oft mit Inhalten einer ganz speziellen Thematik beschäftigt sind, ist sehr gut belegt. Der Motivationspsychologe Eric Klinger nennt die Gedächtnisinhalte, die uns häufig umtreiben, »current concerns«, also »aktuelle Anliegen«. Auch die Forschung über Rumination, das ständige oder wiederkehrende Nachdenken über negative Inhalte oder Ereignisse, geht davon aus, dass bestimmte strukturierte Gedächtnisinhalte unser tägliches Denken bestimmen, oft auch dominieren können.

Es ist wichtig zu betonen, dass Komplexe nichts Schlimmes sind. Wir alle haben wahrscheinlich eine ganze Reihe davon. Briefmarkensammler denken oft an Briefmarken, seltene Ausgaben und Fehldrucke, ohne dass sie das in ihrem täglichen Leben behindert. Ähnliches gilt für Schalke-Fans, nur dass ihr Komplex einen anderen Inhalt hat. Tatsächlich sind es allein drei Eigenschaften, die das Haben von Komplexen zu einem wirklichen Problem machen können. Die erste ist die Wertigkeit unserer Komplexe. Eine besondere Eigenschaft vieler Komplexe ist die, dass sie eine bestimmte emotionale Färbung haben. Die ist oft positiv, und so kann der Briefmarkensammler aus seinem Nachdenken über Fehldrucke sehr viel positive Lebensenergie schöpfen. Manchmal ist sie aber auch negativ, wie im Fall des Minderwertigkeitskomplexes. Jede Beschäftigung mit dem entsprechenden Komplex kann dann zu negativen Gefühlen führen. Das kann unangenehm sein, aber das ist eigentlich nicht die Hauptsache. Denn mit der Empfindung negativer Gefühle gehen eine ganze Reihe von kognitiven und physiologischen Nebeneffekten einher, die durchaus noch problematischer sein können. Einer der Nebeneffekte ist die Einengung der Gedanken. Je negativer unsere Stimmungslage, desto mehr fokussieren wir uns auf das, was uns momentan im Kopf herumgeht. Das kann günstig sein, weil wir uns dann zum Beispiel auf die momentane Problemlage konzentrieren und dadurch bessere Lösungen finden. Wenn die momentan vorherrschenden Gedanken jedoch ohnehin schon zu einem negativ gefärbten Komplex gehören, dann bleibt wenig Raum für andere Gedanken, die einem aus der negativen Stimmungslage heraushelfen könnten. Der negative Komplex nimmt unseren Geist in Geiselhaft.

Die zweite problematische Eigenschaft ist die Kombination mit einem hohen Grad von Neurotizismus. Die Verbindung eines empfindlichen Mandelkerns und ineffektiver Bewältigungsstrategien einerseits und einem negativ gefärbten Komplex andererseits führt letztlich dazu, dass viele emotionale Regungen den Komplex befeuern werden. Wenn ich mich also partout nicht von den Twitter/X-Kommentaren losreißen kann und wenn die sich kritisch über meine Person äußern, dann wird mich das bei einem gleichzeitig gesunden Selbstbewusstsein vielleicht kurzzeitig ärgern. Kommen aber anhaltende Selbstzweifel oder ein ausgewachsener Minderwertigkeitskomplex hinzu, dann hält mich diese Kombination dauerhaft in Schach. Der Komplex wird dominant, und seine dauerhafte Befeuerung durch neues Material, dessen Unterdrückung mir schwerfällt, macht den Komplex immer dominanter, und so setzt er sich gegenüber anderen Inhalten und Gedankengängen zunehmend durch. Tatsächlich spielt Neurotizismus (also das Zusammenspiel von schlecht regulierter Aufmerksamkeit und robusten Komplexen) bei sehr vielen psychopathologischen Erscheinungen eine gewichtige Rolle. Dazu gehören Angststörungen, Depressionen, Zwangsstörungen, verschiedenste Formen von Essstörungen, somatoforme Schmerzstörungen (d. h. Schmerzbeschwerden, die sich aber nicht auf körperliche Ursachen zurückführen lassen) und narzisstische Störungen (verletzlicher Narzissmus). Auch Autismus gehört auf diese Liste, wenngleich hier die Dinge etwas komplizierter liegen.

Die dritte problematische Eigenschaft von Komplexen ist ihre Neigung, kontinuierlich zu wachsen. Menschen sind zwar neugierig und immer an der Aufnahme neuer Informationen interessiert, sie sind aber auch sehr selektiv hinsichtlich dieser Aufnahme. Wie der Psychologe Leon Festinger schon in den 1950er-Jahren herausgearbeitet hat, sind wir vor allem an Informationen und Gedanken interessiert, die mit unseren bestehenden Auffassungen und unseren momentanen Gedächtnisinhalten vereinbar sind. Diese Selektivität besteht einerseits inhaltlich, in dem Sinne, dass sich Briefmarkensammler besonders stark für Briefmarken und Informationen über sie interessieren. Andererseits sind wir aber auch hinsichtlich der emotionalen Färbung von Informationen selektiv: Je besser beziehungsweise schlechter unsere Stimmung, desto stärker interessieren wir uns für andere positive beziehungsweise negative Informationen. Ein stark negativ gefärbter Komplex hat also das Potenzial zu einem wirklichen Problemmagneten. Denn einerseits wird er sich mit großer Wahrscheinlichkeit inhaltlich zunehmend vergrößern, indem er sich durch Informationen anreichert, die zu seinem Thema passen. Und er wird andererseits zunehmend negativer, weil er sich vor allem durch Informationen anreichert, die ebenfalls negativ gefärbt sind. Eine echte Abwärtsspirale.

Es ist offensichtlich, dass sich alle diese Störungen hinsichtlich der Komplexe unterscheiden, die an ihnen beteiligt sind: Menschen mit Angststörungen sind meistens mit bedrohlichen Ereignissen beschäftigt, Depressionen sind oft verknüpft mit Gedanken an Krankheit oder Tod, Zwangsstörungen eher mit Gefahren und entsprechendem Kontrollverlust, Essstörungen mit dem eigenen Körper, Schmerzstörungen mit der eigenen Verletzlichkeit und narzisstische Störungen mit vermeintlicher Missachtung. Die Themen dieser Komplexe sind also vielfältig, aber sie haben alle gemeinsam, dass sie negativ gefärbt sind und dass sie im Fall von Neurosen und Neurotizismus durch ein sehr empfindliches emotionales System in Verbindung mit unzureichenden Bewältigungsstrategien mehr oder weniger kontinuierlich am Leben gehalten werden und das Denken bestimmen. Da gleichzeitig konkurrierende Gedanken effektiv verdrängt werden, kommt es zu einem fatalen Kreislauf: Das durch Komplexe gesteuerte negative Denken wird zunehmend dominanter und rettende alternative Gedanken bekommen eine immer geringere Chance, sich durchzusetzen. Dadurch erhält der betreffende Komplex einen immer größeren Einfluss auf das Denken und Verhalten der Person und beginnt sie langsam zu definieren. Denn Persönlichkeitseigenschaften beruhen ja auf wiederholt gezeigtem Verhalten: Wenn ich mich immer und immer wieder um meinen Körperumfang sorge und immer größere Anteile meines Verhaltens von dieser Sorge steuern lasse, dann werde ich definitionsgemäß zu einem Magersüchtigen. Das wiederum bestimmt die Art und Weise, wie andere mich sehen, was meinen pathologischen Status weiter verfestigt.

Wir kennen nun die drei wesentlichen Komponenten, aus denen sich ausgewachsene Neurosen zusammensetzen: ein empfindlicher Mandelkern beziehungsweise ein empfindliches emotionales System, das Fehlen geeigneter Bewältigungsstrategien, um genau damit effektiv umzugehen, und der dauerhafte Erwerb eines negativ gefärbten, reichhaltigen Komplexes oder gar mehrerer davon. Es ist wichtig zu betonen, dass alle diese Komponenten bei uns allen in gewissem Umfang vorhanden sind. Manche von uns haben ein empfindlicheres System als andere, manche haben bessere Bewältigungsstrategien, und wir alle haben Komplexe der einen oder anderen Art. Angesichts dessen macht es wenig Sinn, irgendwo einen bestimmten Strich zu ziehen, eine Grenze, die zwischen gesund und krank verläuft. Zumal sich unsere Komponenten kontinuierlich verändern können. Dieselbe Person kann ihre emotionale Empfindlichkeit erhöhen oder verringern, sie kann bessere oder schlechtere Bewältigungsstrategien erwerben und diese optimieren, und sie kann Komplexe weiter ausbauen oder reduzieren. Das kann manchmal von einem Tag zum anderen geschehen. All das sind gute Gründe, Neurosen und Neurotizismus weniger als Krankheiten zu begreifen, die man haben oder nicht haben kann, sondern als Herausforderungen, denen wir alle täglich begegnen. Die uns verändern können, manchmal verbessern, manchmal verletzlicher machen. Es gibt also gute Gründe, diese Probleme nicht gegeneinander zu verwenden. In vielen Diskursen auf Internetforen ist es üblich geworden, einander mit psychopathologischen Begriffen zu belegen. Sobald jemand nicht unserer Meinung ist, muss das mit einer Geisteskrankheit des anderen zusammenhängen: Wer Trump wählt, kann ja nicht ganz bei Trost sein! So denken viele, und ihre Zahl scheint zuzunehmen. Einerseits zu

Recht, wie ich im Weiteren zeigen möchte – denn wir alle werden zunehmend neurotisch. Andererseits aber auch nicht: Denn wenn wir tatsächlich alle von diesem Trend betroffen sind, dann erklärt es ja nicht unsere unterschiedlichen Meinungen. Es bringt also wenig, die eigene Meinung durch den Hinweis auf mögliche psychologische Missstände beim Gegenüber immunisieren zu wollen, wenn man selbst mit genau demselben Problem zu kämpfen hat. Fassen wir uns besser erst mal an die eigene Nase!

Wie werden wir neurotisch?

Die wesentlichen Komponenten, deren Zusammenwirken Neurosen erzeugen können, haben wir nun kennengelernt: (über)große Aufmerksamkeit gegenüber Triggern (also Auslösereizen), ineffiziente Bewältigungsstrategien und robuste, negativ gefärbte Komplexe. Wie dieses Zusammenwirken genau funktioniert, ist wissenschaftlich noch nicht vollständig geklärt. Neben den Bedingungen der sozialen Umwelt, denen dieses Buch gewidmet ist, spielt auch die genetische Ausstattung eine bestimmte Rolle. Manche Menschen haben einen empfindlicheren Mandelkern als andere, bei manchen werden dessen Signale besser an andere Hirnstrukturen weitergeleitet, sodass manche Menschen an sich empfindlicher auf emotionale Reize reagieren als andere. Es wird auch vermutet, dass der Botenstoff Serotonin am Entstehen von Neurosen beteiligt ist. Das serotonerge System des Menschen stellt uns aber noch vor viele Rätsel. Es besteht aus vielen kleinen Pfaden entlang verschiedener Hirnstrukturen mit vielen sehr verschieden funktionierenden Rezeptoren, deren Aktivierung ganz unterschiedliche Folgen haben kann. Klar ist, dass das serotonerge System erheblichen Einfluss auf die Steuerung unseres Verhaltens hat. Wie das aber genau funktioniert, werden wir erst in einigen Jahren wissen. Da die Effektivität des serotonergen Systems unter anderem von unserer genetischen Ausstattung abhängt, steht zu vermuten, dass Menschen unterschiedlich stark zu neurotisch begründeten Störungen neigen. Aber wir haben auch gesehen, dass sich Neurosen kontrollieren lassen, wie etwa durch den Erwerb geeigneter Bewältigungsstrategien, und dass sich neurotische Störungen erst im Laufe der Zeit ergeben. Mit anderen Worten, unsere Neurosen sind dynamisch und offen für vielerlei Einflüsse. Sie kommen und gehen, und daher wende ich mich nun der Frage zu, unter welchen äußeren Umständen sie eher kommen als gehen.

Konkret möchte ich mich drei jüngeren gesellschaftlichen Entwicklungen zuwenden, von denen ich annehme, dass sie das Auftreten und die große Verbreitung von Neurosen maßgeblich begünstigt haben. Sie haben das aus ganz unterschiedlichen Gründen und in ganz unterschiedlichen Weisen getan. Manche dieser Entwicklungen haben unsere Neurosen befeuert, indem sie immer häufiger emotionale Reize in Umlauf gebracht haben, die geeignet sind, uns emotional zu überfordern und neurotische Störungen bei immer mehr Menschen auszulösen (sogenannte neurotische Trigger). Denn nicht nur die Art und Weise, wie wir in sozialen Medien und anderswo miteinander kommunizieren, hat sich in den letzten Jahren stark emotionalisiert – auch die Sprache der Massenmedien zeigt diesen Trend sehr deutlich. Andere Entwicklungen haben dazu beigetragen, uns selbst immer empfindlicher für emotionale Reize zu machen und geeignete Bewältigungsstrategien, die uns in der Vergangenheit gute Dienste im Umgang mit zu großer Emotionalisierung geleistet haben, gesellschaftlich zu diskreditieren. Denn viele Trends, die wir gesellschaftlich eigentlich begrüßen, wie die verstärkte Berücksichtigung von Gefühlen in der öffentlichen Diskussion, die Berücksichtigung moralischer Aspekte bei der Lebensführung, die Bemühungen um mehr Empathie füreinander und die Betonung der Authentizität bei der Bewertung von öffentlich geäußerten Meinungen, haben eine weithin unbekannte Schattenseite: Sie machen uns nämlich immer empfindlicher für emotionale Trigger und tun damit das

Gegenteil von dem, was man von effektiven Bewältigungsstrategien verlangen würde. Dies beraubt uns wichtiger Werkzeuge, mit deren Hilfe wir emotionale Herausforderungen besser bewältigen und neurotischen Störungen vorbeugen könnten. Wieder andere Entwicklungen haben schließlich zur Multiplikation gesellschaftlicher Komplexe geführt, sodass es immer mehr Themen gibt, die uns neurotisch triggern können – denken Sie an Antisemitismus, Diskriminierung und die Forderung, öffentlich Haltung zu zeigen. Dies alles sind zweifellos wichtige Themen, und ich möchte deren Gewicht keineswegs infrage stellen. Aber doch darauf hinweisen, was sie mit unserer geistigen Gesundheit zu machen imstande sind, wenn wir uns ihnen allzu gedankenlos hingeben.

Die Flut der Trigger

Durch die Tatsache, dass der Beginn des Ukrainekrieges in die Zeit der Corona-Pandemie fiel, sind viele von uns der Berichterstattung über diesen Krieg in besonders intensiver Weise ausgesetzt gewesen. So auch meine Frau Lorenza und ich. Da Lorenza Italienerin ist, haben wir diese Berichterstattung in den öffentlich-rechtlichen Medien sowohl in Deutschland als auch in Italien verfolgt und sind dabei auf gravierende Unterschiede gestoßen. Der typische Ukrainebericht in Italien (zum Beispiel in Rai Uno) hat zunächst die Fakten präsentiert, welche militärischen Aktionen wo geschehen sind, was das für den momentanen Frontverlauf bedeutet, welche Städte davon betroffen und welche künftigen Aktionen zu erwarten sind. Oft waren Militärexperten eingeladen, um diese Informationen fachlich einzuordnen und die Fragen der moderierenden Journalisten zu beantworten. Ganz anders die deutsche Berichterstattung in ARD und ZDF. Vor allem zu Beginn des Krieges kam kaum eine Tagesschau ohne ukrainische Frauen aus, die um ihre Kinder oder Männer weinten (ein Element, was übrigens bei der Berichterstattung über die sehr ähnlichen Konflikte in Moldawien und Georgien vollständig fehlte). Auch sehr auffällig: Ausnahmslos war in beiden Kanälen von einem »Angriffskrieg« die Rede. Dieser Ausdruck ist sachlich korrekt, aber das wäre er auch im Falle des Irakkrieges der Amerikaner und Briten gewesen, der Einsätze in Afghanistan und Mali unter deutscher Beteiligung und des sogenannten Kosovokrieges, der ja eigentlich ein Angriffskrieg auf Serbien war. In all diesen Zusammenhängen war von einem Angriffskrieg aber nie die Rede, und so kann man sich fragen, warum die öffentlich-rechtlichen (und anderen) Medien nun plötzlich eine ganz andere Terminologie wählten. Auch die ständig wiederkehrende Bebilderung menschlichen Leids statt einer sachlichen Schilderung der militärischen Vorfälle, die sie erzeugten, und die sprachliche Kodierung des Konfliktes sind Ausdruck dessen, was viele Autoren schon seit vielen Jahren beobachten: Die mediale Berichterstattung wird zunehmend emotionaler. Am Ukrainekrieg lässt sich auch gut nachvollziehen, wie sich die handelnden Akteure auf diese Emotionalisierung einstellen und sie für ihre Interessen einsetzen: Der damalige ukrainische Botschafter Melnyk wusste ganz genau, mit welcher Terminologie er die sensationsgierige deutsche Presse täglich aufs Neue triggern konnte, und die Selbstpräsentationen des medienerprobten Präsidenten Selenskyj mit dem immer gleichen kriegsgerechten Dresscode hätten fernsehgerechter nicht abgedreht werden können.

Diese Beobachtungen sind keineswegs neu, sondern schon des Öfteren vorgetragen worden. So beklagt Jan Süselbeck in einem Beitrag über Emotionen und Politik, dass sich die Kriegsberichterstattung schon seit längerer Zeit systematisch emotionalisiert.

WAZ, *Süddeutsche Zeitung* und viele andere haben zum Beispiel die Formel vom »Krieg gegen das eigene Volk« durch ständige Wiederholung in das kollektive Gedächtnis gezwungen, etwa im Zusammenhang mit Gaddafi und Assad, und Begriffe wie »unschuldige Opfer« (was nahelegt, dass es bei Kriegen auch schuldige Opfer gibt) sind gang und gäbe. Das Ableben von Hafiz al-Assad und dem zu Tode gefolterten Gaddafi wurde nicht nur berichtet, sondern bildlich ausführlich dokumentiert.

»Carma International«, ein britisch-amerikanisches Forschungsinstitut, wertete jeweils 400 Artikel der britischen Presse aus den Jahren 1996 und 2006 aus, die sich mit den Themen Gesundheit und Verbrechen beschäftigten. Dabei wurden drei Stichproben aus den Qualitätsmedien verwendet *(Independent, Observer und Times)* und drei Stichproben aus den Boulevardmedien (*Daily Mail, Daily Mirror* und *Sun*). Das Ergebnis belegt, dass sich Tonfall, Wortwahl und die Art und Weise der Berichterstattung innerhalb von zehn Jahren drastisch verändert haben. Die Inhalte waren im Jahre 2006 wesentlich emotionalisierter, sie enthielten mehr subjektive Einschätzungen, die Schicksale von Individuen wurden sehr viel stärker betont, und die Journalisten hatten sehr viel stärker die Neigung, ihre eigenen Gefühle, Einschätzungen und (Vor-) Urteile in die Texte einzuweben. Dadurch wurde der Unterschied zwischen Qualitäts- und Boulevardmedien zunehmend kleiner: Während die Emotionalisierung bei den Qualitätsmedien drastisch zunahm, ging sie bei den Boulevardmedien leicht zurück. Die Qualität passt sich also an den Boulevard an, und nicht umgekehrt. Sichtbar wurde die diagnostizierte Emotionalisierung zum einen durch die verstärkte Verwendung von Kraftausdrücken (wie etwa »böse« statt »gestört«, »pervers« statt »Sexualstraftäter«) und zum anderen durch den zunehmenden Fokus auf Einzelfälle. Statt zum Beispiel über Vergewaltigungen von Frauen zu berichten, wird nun zunehmend der Fall der »Emma P.« diskutiert (ein fiktives Beispiel), weil das deren persönliche Sichtweise, ihre Gefühle und Einschätzungen in den Vordergrund rückt. Statt Experten kommen zunehmend Betroffene, Eltern, Bekannte und Freunde zu Wort, genau wie bei meinem Eingangsvergleich der Ukraine-Berichterstattung in Deutschland und Italien. Mit dem Ziel, so vermutet Jürgen Krönig in der *Zeit*, die unbeteiligt scheinenden Aussagen von Fachleuten durch die stärker emotionalisierten Beiträge von direkt involvierten Personen zu ersetzen. »Mehr Tränen bitte«, so charakterisiert Krönig das Ziel der neuen medialen Strategie. Felix Feistel bestätigt diese Strategie in seinem Artikel »Null Interesse« in *Manova*. Der Versuch, die Berichterstattung über den Krieg zu versachlichen, spiele nur dem kriegstreiberischen Kapitalismus in die Hände, so Feistel. Denn »nur Menschlichkeit könnte den Krieg beenden«; die aber ginge durch Versachlichung verloren, »denn Zahlen sprechen nicht die Gefühle an, verbildlichen die menschlichen Schicksale nicht und koppeln daher das Denken von ihnen ab.« Die zunehmende Emotionalisierung der Medien ist also kein Zufall, sondern sie dient konkreten Zielen von Journalisten.

In der Medienforschung wird die mediale Emotionalisierung als »Prozess der Aktivierung eines emotionalen Zustandes« verstanden, wie Katarzyna Siewert-Kowalkowska das definiert. Medien (öffentlich-rechtliche wie privatwirtschaftliche) wollen also ganz ausdrücklich, dass ihre Nutzer mehr Emotionen und diese Emotionen intensiver erleben. Zu diesem Zweck werden sowohl Bilder als auch Sprache eingesetzt. Bilder können Emotionen direkt abbilden, wie etwa das Leid der ukrainischen Mutter, das sich in ihrem Gesichtsausdruck und ihrer Körperhaltung unmittelbar ausdrückt. Menschen verfügen über ein sogenanntes Spiegelsystem, das die wahrgenommenen Gesichts- und Körperausdrücke anderer Menschen direkt in diejenigen Emotionen übersetzt, die sich in diesen Ausdrücken abbilden. Dadurch kann Lachen ansteckend sein, aber auch das Weinen anderer Menschen zum Weinen bringen. Bilder können auch indirekt wirken, dadurch dass sie Ereignisse darstellen, die die meisten Menschen mit starken negativen Gefühlen verbinden. Das *International Affective Picture System* (IAPS) ist eine in der psychologischen Forschung häufig verwendete Datenbasis, in der Bilder dieser Art gesammelt werden. Es umfasst Bilder von Menschen mit Verletzungen, offenen Wunden, ekelerregenden Krankheiten, Unfällen, Explosionen, gefährlichen Tieren in Angriffshaltung, von verdorbenen Lebensmitteln und Fäkalien. Das Anschauen dieser Bilder führt bei den meisten Menschen zu genau vorhersagbaren physiologischen und psychologischen Reaktionen, wie eine starke Zunahme der Erregung, Schweißausbrüche, Stressreaktionen und Unsicherheit. Es sind Bilder dieser Art, die sich in den Medien zunehmend ausbreiten, ganz im Unterschied zur Zeit des vorigen Jahrtausends. Neben der Abbildung von menschlichen Gefühlsausdrücken und stark erregenden Ereignissen werden aber auch subtilere Mittel benutzt, um die menschlichen Emotionen stärker zu triggern (also Emotionen in uns auszulösen). Dazu gehören Kameraeinstellungen, die die Perspektive von Betroffenen und von Opfern suggerieren, und Schockeffekte, die die Aufmerksamkeitsrichtung der Zuschauer systematisch steuern. Oft in Verbindung mit Musik, die das Ihrige zur Emotionalisierung beiträgt.

Auch sprachlich wird aufgerüstet. Schriftlich und verbal vorgetragene Texte haben ein immer höheres Emotionspotenzial. »Das Emotionspotenzial eines Textes wird durch die vom Textproduzenten gezielt eingesetzten sprachlichen und nicht-sprachlichen Mittel und Strategien konstituiert, um den Rezeptionsprozess des Rezipienten [also die Verarbeitung durch den Leser; BH] emotional zu beeinflussen und dadurch seine Einstellung zu formen«, so beschreibt das Siewert-Kowalkowska. Die Mittel, um dieses Ziel zu erreichen, sind beispielsweise die direkte Verbalisierung von Emotionen, die Dramatisierung von Sachverhalten sowie der systematische Einsatz von Authentizität und Personalisierung (die es in der Umkehr auch wieder einfacher machen, Emotionen direkt zu verbalisieren). Die Dramatisierung erfolgt sehr systematisch, oft durch die Verwendung von Wörtern, die starke Gefühle beschreiben und idealerweise auch im Rezipienten auslösen wollen. Oft ist die Rede von Liebe, Freude, Glück, Hass, Wut, Trauer, Entsetzen und Panik, so schreibt Siewert-Kowalkowska, von den entsprechenden Verben (lieben ...), aber auch von mehr indirekt emotionsbezogenen Begriffen, wie Scheißbuch, Superbuch, endlich, leider und Ähnlichem.

Siewert-Kowalkowska diskutiert verschiedene Beispiele aus der *Bild* und der *Welt*, die diese Strategien deutlich machen, wie etwa »LKW rast in Menschen-Menge +++ Schüsse! Massenpanik! +++ Bürgermeister: Viele Opfer«, »Der Bomben-Horror von Brüssel begann um 8 Uhr«, »Wohin mit all der Wut und Trauer?« oder »Frankreich in Schockstarre und eine Welt, die im Kampf gegen Terror und Barbarei zusammenrücken will und muss«. In den Medien, so Siewert-Kowalkowska, werden Menschen nicht mehr »getötet«, sondern »gemordet« (auch wenn es sich hier um einen eigentlich erst noch festzustellenden juristischen Tatbestand handelt), sie werden nicht mehr »verfolgt«, sondern »gejagt«. Sachliche Beschreibungen von Ereignissen, wie sie noch vor einigen Jahren gang und gäbe waren, lassen sich kaum noch finden. Selbst die Sportberichterstattung kommt ohne Kraftausdrücke kaum noch aus. So meldet etwa die *Eurosport*-App am 2.11.2023 die folgenden sechs »Letzten News«: »Bayern, RB und Co. raus: historisches Favoritensterben im Pokal«, »Nicht mal wegen des Spiels:

Müller total sauer auf Mitspieler«, »Bayern-Blamage im Pokal: Tuchel zeigt sich erneut ratlos«, »Brutaler Pokal-Knockout: Mainz geht in Berlin unter«, »Kritik an Messi-Wahl: Di Maria schießt gegen Matthäus zurück« und schließlich »Sensation im Pokal! Bayern scheitert in Saarbrücken«. Man merkt sofort: Hier gibt es immer gern »auf die 12« – um im Jargon zu bleiben. Fast jedes einigermaßen ungewöhnliche Ereignis ist »unfassbar« (ein Wort, dessen Häufigkeit sich im Zeitungskorpus des *Digitalen Wörterbuchs der Deutschen Sprache* seit den 1990er-Jahren vervierfacht hat) oder »unglaublich«, und das Äußern einer anderen Meinung bedeutet inzwischen dasselbe wie »Kritik« oder gar »Empörung«.

Um eine Idee davon zu bekommen, wie die Emotionalisierung von Texten funktioniert und wie Redakteure der *Bild*-Zeitung, der *Eurosport*-App, aber auch immer mehr Redakteure seriöserer Organe vorgehen, können Sie selbst Versuche mithilfe des Künstliche-Intelligenz-Programmes Chat-CPT durchführen. Mit diesem Programm können Sie unter anderem den Charakter eines Textes verändern. Das habe ich mit dem ersten Paragrafen unserer Straßenverkehrsordnung getan (unter Verwendung der Nova-App), der da (fast schon auffallend sachlich) lautet: »Die Teilnahme am Straßenverkehr erfordert ständige Vorsicht und gegenseitige Rücksicht. Wer am Verkehr teilnimmt, hat sich so zu verhalten, dass kein Anderer geschädigt, gefährdet oder mehr, als nach den Umständen unvermeidbar, behindert oder belästigt wird.« Meine Aufforderung an das Programm, diesen Text emotionaler zu machen, ergab die Version: »Das Bewegen auf unseren Straßen ist ein Tanz aus Vorsicht und gegenseitigem Respekt, ein leises Versprechen, das wir einander schenken. Jeder, der an diesem Tanz teilnimmt, verpflichtet sich zu einem Benehmen, das in seiner Essenz darauf abzielt, nicht nur den Schaden für andere zu verhindern, sondern auch jede Gefahr zu minimieren. Es ist unser aller Verantwortung sicherzustellen, dass jedes Auftreten von Behinderungen und Belästigungen stets auf das absolute Minimum reduziert wird, nicht mehr, als was die Umstände unvermeidbar machen könnten. Es ist ein stiller Pakt, den wir alle in uns tragen, wenn wir uns in den Fluss des Verkehrs begeben – ein Pakt der Sicherheit, der Rücksichtnahme und des Respekts.« Meine weiteren Aufforderungen, den Text noch aufregender, moderner und »im Sinne der Bild-Zeitung« zu gestalten, resultierten schließlich in: »Der Theateraufführung des Straßenverkehrs beizuwohnen, ist wie das Stoßen auf eine Quelle ungezähmter Aufregung und unaufhörlicher Achtsamkeit. Jede Handlung hämmert mit Herzschlag – es ist die Sprache der ständigen Vorsicht und Rücksicht. Jeder, der in diese pulsierende Oper eintritt, verpflichtet sich zu einer Darstellung, die darauf ausgelegt ist, keinen anderen zu verletzen oder in Gefahr zu bringen. Jedes Hindernis, jede Belästigung, wird zur Sopran-Arie der Herausforderung, die Anstrengung des unbeugsamen Ensembles von uns allen, sie auf das Niveau des absolut Unvermeidbaren zu bringen. Es ist ein leidenschaftliches Lied, das durch die Straßen weht – ein Klang der Sicherheit, des Respekts und unermüdlicher Vorsicht.« Wenn Sie diesen Text aufmerksam lesen und gleichzeitig auf Ihre emotionalen Reaktionen achten, wie etwa Herzschlag, Atem und allgemeine Aktivierung, werden sie den Unterschied zum Originaltext zweifellos körperlich erfahren. Emotionalisierte Texte sind im wahrsten Sinne packender. Der Journalismus hat also durch seine systematisch zunehmende Emotionalisierung gelernt, sich unsere spontanen körperlichen Reaktionen zunutze zu machen.

Warum ist das passiert? Und was macht es mit uns? Der ersten Frage möchte ich mich an dieser Stelle nur kurz widmen, weil es in diesem Buch eigentlich um die zweite Frage geht. Aber gut, warum haben sich die Medien jeder Art denn derart schnell, derart stark und derart systematisch emotionalisiert? Dies hat sicher vielfältige Gründe, aber zwei davon spielen meiner Einschätzung nach eine besonders wichtige Rolle. Der erste Grund hat mit einer Entwicklung zu tun, die von Richard David Precht und Harald Welzer in ihrem Buch über »Die vierte Gewalt – Wie Mehrheitsmeinung gemacht wird, auch wenn sie keine ist« derart umfassend nachgezeichnet wird, dass ich dem an dieser Stelle nichts Wesentliches hinzuzufügen hätte. Sie schildern unter anderem, wie der Journalismus in Deutschland (und sicher auch anderswo) über die Jahre unter einen zunehmenden Kostendruck geraten ist, wie der Wettbewerb zwischen den Medien zugenommen hat und wie diese wiederum darauf reagieren. Die mediale Präsenz hat sich von Papier und Fernsehen zunehmend auf das Internet verlagert, und hier geht es vor allem um Klicks. Auf welchen Bericht, auf welche Nachricht Menschen im Internet reagieren, was sie lesen, entscheidet sich in einem Bruchteil von Sekunden. Also viel zu schnell, um die tiefere Bedeutung von Botschaften wirklich zu erfassen. Emotionalisierte Bilder oder Kraftausdrücke lassen sich viel schneller verarbeiten als andere, und ihre emotionale Wirkung auf den Rezipienten entfaltet sich viel schneller, etwa durch die Abkürzung zum Mandelkern. Mit anderen Worten, je mehr Journalisten ihre Botschaft oder ihre Inhalte in emotionalisierte Bilder oder Wörter übersetzen, desto mehr Klicks werden sie erhalten. Wenn Klicks über ihren Erfolg und ihre berufliche Zukunft entscheiden, ist es nur logisch, wenn sie sich zunehmend emotionalisierender Codes bedienen.

Es gibt aber auch inhaltliche Gründe, warum viele Journalisten überzeugt sind, dass die Emotionalisierung ihrer Botschaften eine gute Sache ist. Einer dieser Gründe hat mit dem Begriff der »Einordnung« von Fakten zu tun. In gewisser Weise hat sich der Journalismus schon seit seinem Beginn bemüht, Nachrichten nicht nur zu präsentieren, sondern auch deren Hintergründe deutlich zu machen. Um diesem Anliegen mehr Raum zu geben, wurde zum Beispiel im deutschen Fernsehen eine Zweiteilung der Nachrichtenpräsentation vorgenommen: In der ARD dient seitdem die Tagesschau der sachnahen (wenn auch zunehmend emotionalisierten) Präsentation der eigentlichen Vorkommnisse, während die Tagesthemen der Einordnung und Kontextualisierung dienen – vergleichbar der Aufgabenteilung zwischen den ZDF-Sendungen »heute« und »heute-journal«. Zum Teil als Reaktion auf die Kritik an den öffentlich-rechtlichen Medien hat sich der Rundfunk in den letzten Jahren zunehmend bemüht, mehr auf lokale Themen und Einzelpersonen einzugehen. Der Versuch der Einordnung von Fakten und Ereignissen beschränkt sich also nicht nur auf die verantwortlichen Redakteure und Journalisten, sondern umfasst auch die Reaktionen und Positionen der betroffenen Bürger. Man möchte zeigen, was Ereignisse, was politische Entscheidungen mit konkreten Menschen macht.

Dieser Fokus auf Einzelpersonen dient der gezielten Aktivierung der Empathiefähigkeit von Rezipienten – sie sollen verstehen, wie sich die betroffene Person fühlt. Mit dieser Strategie geht aber notwendigerweise eine Verschiebung des Begriffes der Wahrheit einher. Während der ursprüngliche Wahrheitsbegriff in den Medien von der Existenz einer allgemeingültigen Objektivität ausgeht, dem man sich durch das intensive Studium möglichst vieler Quellen und möglichst vieler Betroffener, aber gleichzeitig mit großem journalistischem Abstand (gemäß dem Motto des großen Journalisten Hanns-Joachim Friedrichs: »Distanz halten, sich nicht gemein machen mit einer Sache, auch nicht mit einer guten, nicht in öffentliche Betroffenheit versinken«) systematisch nähern wollte, ist der nun zunehmend verwendete Wahrheitsbegriff ein anderer. Er individualisiert Wahrheit und multipliziert sie dadurch: Verschiedene Menschen können auf einmal verschiedene Wahrheiten haben. Wahrheit wird direkt oder indirekt in so etwas wie Authentizität übersetzt – einen Begriff, dem wir später im Buch noch einmal begegnen werden. Nur was eine bestimmte Person persönlich erlebt hat, ist demnach wahr, und viele Medienschaffende haben es sich offenbar zum Ziel gesetzt, diese Wahrheit so getreu wie möglich zu übermitteln. Nun ließe sich ja in der Tat argumentieren, dass persönliches Leid ein essenzieller Bestandteil eines jeden Krieges ist, sodass das Ausblenden dieses Leids in den Nachrichten als Wahrheitsverzerrung gesehen werden könnte. Dieses Argument würde aber nur dann gelten, wenn auch das Leid repräsentativ dargestellt würde. Das ist allerdings nicht der Fall, denn all die russischen Eltern, die genauso um ihre Kinder weinen wie die Ukrainer, all die Opfer der vom Westen gelieferten Waffen, all das Elend, das die westlichen Boykotte in der russischen Bevölkerung anrichten, kommt ja in unseren Berichterstattungen nicht vor.

Es gibt also keine guten Gründe anzunehmen, dass die Emotionalisierung der Medien und der Berichterstattung der größeren Objektivität dient, selbst wenn man vielen Medienschaffenden zugutehalten kann, dass sie vielleicht genau das glauben. Auch die wirtschaftliche Situation der Medien und die berufliche Situation der darin Arbeitenden befördert diese Emotionalisierung. Was aber macht sie mit uns, den Rezipienten, den Zuschauern, den Lesern? Die Emotionalisierung von Bildmaterial und Texten erhöht die Wahrscheinlichkeit, dass diese Reize Emotionen in uns auslösen. In manchen mehr und in anderen weniger. Wenn Sie aus genetischen Gründen einen empfindlichen Mandelkern haben, dann sind vielleicht schon wenige, schwache Reize ausreichend, um Sie aufzuregen, während Menschen mit einem weniger empfindlichen Mandelkern länger ruhig bleiben können. Aber die Flut der emotionalisierenden Trigger ist derart groß, und es sind derart viele verschiedene Arten von Medien davon erfasst, dass es letztlich kein Entrinnen gibt. Irgendwann werden wir alle durch diese Reize emotionalisiert.

Natürlich werden wir durch Emotionalisierung auch manipuliert, denn das Emotionalisieren der Reize steuert ja unsere Aufmerksamkeit in einer Weise, der man sich nur mithilfe extrem effizienter Bewältigungsstrategien erwehren kann. Aber hier geht es mir um etwas anderes. Die Überflutung mit hochgradig emotionalisierten Reizen erzeugt Stress und Überforderung. Mandelkerne werden millionenfach getriggert, Bewältigungsstrategien zunehmend überfordert, und die mit den emotionalisierten Reizen assoziierten Komplexe bleiben immer länger in unserem Bewusstsein. Viele von uns haben derartige Erfahrungen in den letzten Jahren machen müssen: Denken Sie an die Bilder aus Bergamo zu Zeiten der Pandemie, die Tötung ukrainischer Bürger durch russische Soldaten oder die Angriffe der Hamas auf israelische Bürger. Viele von uns hatten große Schwierigkeiten, diese Bilder wieder loszuwerden und zu unseren alltäglichen Routinen zurückzukehren. Das waren sicherlich extreme Eindrücke, die vielleicht nicht vergleichbar sind mit den vielen anderen emotionalisierten Reizen, die uns täglich in den Medien begegnen. Aber steter Tropfen höhlt den Stein: Stress, mentale Erschöpfung und der sogenannte Burn-out entstehen nicht durch singuläre Ereignisse, seien sie auch noch so dramatisch. Sondern durch die stetige Wiederkehr scheinbar kleiner Herausforderungen, die sich ganz langsam und oft unbemerkt zu einem unüberwindlichen Berg auftürmen.

Selbstsensibilisierung

Reize mit starken emotionalen Inhalten sind sehr mächtige Trigger für das Entstehen von Gefühlen. Wie wir gesehen haben, lassen sich unsere Gefühle vor allem durch Darstellungen der Gefühle anderer oder von Ereignissen mit einer starken emotionalen Ladung aktivieren: die weinende Mutter, die detonierende Bombe. Weil die Hirnsysteme, die emotionale Anteile von Reizen analysieren, sehr direkt mit unseren Wahrnehmungs- und Entscheidungsfunktionen verdrahtet sind, haben wir nur wenige Möglichkeiten, uns gegen unsere eigene Emotionalisierung zu wehren. Und doch gibt es diese Möglichkeiten. Neben den Bewältigungsstrategien, die unsere Reaktionen auf gefühlsbetonte Reize eindämmen können, haben wir auch ein gewisses Maß an Aufmerksamkeitskontrolle, mithilfe derer wir das Ausmaß beeinflussen können, indem wir emotionale Reize verarbeiten. In den 1960er-Jahren hat die Wahrnehmungspsychologie eine kleine Revolution erlebt, die unter dem englischen Begriff »New Look« (neuer Blick) firmierte. Bis dahin waren viele Untersuchungen menschlicher Wahrnehmungsleistungen davon ausgegangen, dass es sich bei der Verarbeitung registrierter Reize um einen relativ »passiven« Prozess handelt (was natürlich im strengen Sinne ein Widerspruch in sich ist, weil Prozesse definitionsgemäß immer aktiv sind). Also um einen Prozess, der einen bestimmten Input (den durch die Sensoren registrierten Reiz) nach festgelegten Regeln mechanisch in einen bestimmten Output transformiert. Diese Sichtweise legt nahe, dass wir Reize immer auf dieselbe Weise verarbeiten, sodass derselbe Input immer zum selben Output führen sollte. Wir sollten also denselben Reiz immer in derselben Weise wahrnehmen.

Die Initiatoren der »New Look«-Bewegung hatten daran aber starke Zweifel. Um diese Zweifel empirisch zu belegen, führten sie

Experimente durch, in denen Versuchspersonen in verschiedene motivationale Zustände versetzt wurden. Eine Versuchspersonen-Gruppe sollte sich zum Beispiel gründlich satt essen, während eine andere eine Weile hungern sollte. Beiden Gruppen wurden dann Reize mit einer sehr geringen Intensität beziehungsweise nur ganz kurz dargeboten. Wenn man dies tut und ganz langsam die Intensität oder die Darbietungszeit erhöht, kann man die Wahrnehmungsschwelle einer Person berechnen. So könnte es zum Beispiel sein, dass Sie das Bild eines Regenschirms erst dann eindeutig erkennen, wenn es 50 Millisekunden lang dargeboten wird – nicht aber, wenn es nur 45 Millisekunden lang zu sehen ist. Ihre Wahrnehmungsschwelle für dieses Bild läge dann bei 50 Millisekunden. Nun stellte sich heraus, dass sich die beiden Gruppen bei neutralen Bildern wie denen eines Regenschirms, nicht hinsichtlich ihrer Wahrnehmungsschwelle nicht unterscheiden. Wenn die Bilder aber Nahrungsmittel zeigten, war die Schwelle in der hungrigen Gruppe deutlich niedriger. Mit anderen Worten, Hunger macht uns sensibler für Reize, die ihn stillen können.

Derartige Effekte sind nicht auf grundlegende physiologische Bedürfnisse beschränkt, sondern sie treten immer dann auf, wenn dargebotene Reize mit dem zu tun haben, womit man sich momentan beschäftigt. Dabei muss es sich nicht um tatsächliche Interessen handeln, sondern es kann auch um Sorgen oder andere Arten von »aktuellen Anliegen« gehen. In klassischen Studien fanden zum Beispiel Bruner und Postman, dass Opfer des deutschen Naziregimes veränderte Wahrnehmungsschwellen für Hakenkreuz-Symbole aufwiesen. Effekte dieser Art lassen sich auf Veränderungen unserer Aufmerksamkeit zurückführen. Der Begriff der Aufmerksamkeit bezieht sich hier auf all die Prozesse, die die Verarbeitung von Reizinformation im Sinne unserer Ziele, Interessen und Motivationen regulieren. Nun haben wir zwar gesehen, dass emotionale Reize besonders bevorzugt behandelt und besonders intensiv verarbeitet werden. Aber dennoch lässt sich das Ausmaß dieser Behandlung in die eine oder andere Richtung beeinflussen. Um uns vor der Flut emotionaler Trigger besser zu schützen, wäre es wichtig, wenn wir emotionale Reize *weniger* beachten und uns *weniger* mit ihnen beschäftigen würden. Unglücklicherweise geht der gesellschaftliche Trend aber in die genau entgegengesetzte Richtung: Wir werden systematisch angehalten, emotionale und emotionalisierende Information bevorzugt zu behandeln, sie also *mehr* zu beachten. Um dies deutlich zu machen, möchte ich im Weiteren vier zeitgenössische Trends skizzieren, die allesamt zu einem größeren Maß von Selbstsensibilisierung führen und auch führen sollen. Dies aus nachvollziehbaren Gründen und mit einigen positiven Konsequenzen. Allerdings macht uns diese systematische Selbstsensibilisierung gleichzeitig verletzlicher gegenüber der Flut emotionaler Trigger und erhöht dadurch die Wahrscheinlichkeit der Selbst-Neurotisierung. Mit anderen Worten: Wir entledigen uns freiwillig unserer psychologischen Schutzfunktionen.

Die Rehabilitierung des Bauchgefühls

Seit mehreren Jahrtausenden beschäftigen sich Gelehrte mit der Frage, wie man vernünftige Entscheidungen treffen kann. Wie muss man vorgehen, was muss man tun, um Entscheidungen zu treffen, die man nicht schon bald wieder bereut und die einem auch langfristig nutzen? Die meisten Antworten auf diese Frage betonen zwei ganz wesentliche Faktoren. Zum einen ist es immer wichtig, viel über die möglichen Alternativen und ihre möglichen Folgen zu wissen. Dies haben viele von uns in der Schule gelernt. Meine Mitschüler und ich mussten die linke Hälfte eines Blattes mit den Vorteilen einer bestimmten Entscheidung füllen und die rechte Hälfte mit ihren Nachteilen. Bei der Bewertung der Vor- und Nachteile war zum einen deren Zahl wichtig, und bei manchen Alternativen fallen einem ja nur Vor- oder Nachteile ein, aber zum anderen natürlich auch deren Relevanz, sodass manchmal schon ein einziger Vor- oder Nachteil den Ausschlag geben kann. Der erste Faktor besteht also in hinreichendem oder doch zumindest erheblichem Wissen und in dessen aktiver Nutzung. Der zweite Faktor besteht in der Abwägung. Vor- und Nachteile wollen nicht nur gezählt, sondern auch gewogen und vor allem in einen sinnvollen Zusammenhang gebracht werden. Bei dieser Abwägung, darin waren sich Gelehrte über all die Jahre einig, muss man sich Zeit lassen und vor allem emotionale Aspekte ausblenden.

Die Berücksichtigung emotionaler Aspekte wurde von vielen als unvernünftig und kontraproduktiv angesehen, schnelle, intuitive Entscheidungen als »impulsiv« abgewertet. So war Plato überzeugt, dass Menschen zwar über eine angeborene Vernunft verfügen, dass diese aber erst durch eine gründliche Ausbildung zur Reife gebracht werden muss. Gute, richtige Entscheidungen würden möglich, weil die Anwendung der Vernunft es erlaubt, objektive Sachverhalte zu erkennen und richtig einzuschätzen. Gefühle und impulsive Reaktionen fand er hingegen schädlich, weil sie subjektiv sind und daher die Anwendung universeller Prinzipien der Entscheidungsfindung unmöglich machen. Die Subjektivität von Emotionen waren auch für John Stuart Mill und Immanuel Kant wichtige Gründe, um Emotionen von der Entscheidungsfindung auszuschließen. René Descartes fand Emotionen störend und irrational und empfahl, sie beim Entscheiden entweder völlig zu ignorieren oder doch zumindest stark zu kontrollieren.

Aber es gab auch andere Stimmen. David Hume war davon überzeugt, dass Emotionen bei ethischen Entscheidungen eine gewichtige Rolle spielen können. Diesen Zusammenhang zwischen Emotionen und Ethik und die Idee, dass emotionale Aspekte für ethische Entscheidungen besonders wichtig sein könnten, findet sich auch bei anderen Autoren. Martha Nussbaum hat darauf hingewiesen, dass ethische Entscheidungen Mitgefühl und Empathie erfordern, die wiederum erheblich auf Emotionen bei der Entscheidungsfindung angewiesen sind. William James hat argumentiert, dass Emotionen wichtige Informationen liefern können, vor allem wenn es um die Bewertung von Situationen und die Auswahl von Handlungsalternativen geht. Diesen Ansatz hat Antonio Damasio systematisch weiterentwickelt. Mithilfe von neuropsychologischen Untersuchungen konnte er zeigen, dass manche Entscheidungen von der Unversehrtheit derjenigen neuronalen Strukturen abhängen, die für die Verarbeitung emotionaler Information verantwortlich sind. Er hat vermutet, dass manche Handlungsalternativen nur intuitiv zugänglich sind. Wenn sich eine bestimmte Alternative in einem bestimmten Handlungszusammenhang bereits mehrfach bewährt hat, dann könnte sie mit einem positiven Körpersignal assoziiert werden, einem »somatischen Marker«. Dieses Signal würde sich in ähnlichen Situationen wieder melden, ohne dass der handelnden Person notwendigerweise bewusst wird, warum gerade diese Handlung eine gute Alternative darstellt. Die intuitive Auswahl dieser Alternative könnte also auch dann eine gute Idee sein, wenn einem momentan dazu keine guten Gründe einfallen.

Tatsächlich nimmt die Qualität von Handlungsentscheidungen rapide ab, wenn neuronale Systeme beschädigt sind, die diese Körpersignale vermitteln beziehungsweise berücksichtigen – wie Damasio anhand des bekannten Falls des Phineas Gage eindrücklich diskutiert. Der hatte nämlich das Unglück, bei einer Explosion von einem Eisenstab durchbohrt zu werden, und zwar genau an der Stelle, an der sich eine für die Verarbeitung von Gefühlen wichtige Hirnregion befand. Dass Mr. Gage fortan relativ gefühlskalt war, konnte zwar niemanden überraschen. Dass es ihm aber zunehmend schwerfiel, vernünftige Entscheidungen zu fällen, war einer der ersten neurologischen Hinweise darauf, dass Gefühle unsere Entscheidungen inhaltlich verbessern können. Auch denkpsychologische Untersuchungen in der zweiten Hälfte des vorigen Jahrhunderts haben Zweifel an der platonischen Grundidee genährt, dass rationale, bewusste Überlegungen der einzige Weg zum vernünftigen Ziel sind. Umfassende Studien von Broadbent und Dörner und Mitarbeitern hatten sich die Verfügbarkeit von Computern für die psychologische Forschung zunutze gemacht und alltagsnahe Simulationen von menschlichem Entscheidungsverhalten programmiert. So wurden zum Beispiel Abläufe in einer Fabrik simuliert oder die Entwicklung einer Stadt über einige Jahre hinweg. Versuchspersonen hatten dann zur Aufgabe, die Geschicke der Fabrik oder der Stadt derart zu steuern, dass sich deren Zustand verbessert: mehr Gewinne, weniger Arbeitslosigkeit, mehr Wachstum. Eine wichtige Einsicht aus diesen Studien war, dass die entstandenen Systeme sehr schnell außerordentlich komplex und unübersichtlich wurden, sodass sich die Entscheidungen nicht mehr auf einfache Regeln oder Prinzipien stützen konnten. Wie zu erwarten, waren manche Versuchspersonen erfolgreicher bei der Steuerung derartig komplexer Systeme als andere. Und so war die wissenschaftliche Frage, welche Strategien und welche Persönlichkeitseigenschaften Menschen befähigen, gute Entscheidungen in derartigen Situationen zu treffen. Also mit Komplexität besonders gut umgehen zu können. Überraschenderweise stellte sich heraus, dass weder Intelligenz noch logisches Denken wichtige Voraussetzungen für gute Entscheidungen waren. Von größerer Vorhersagekraft war zum Beispiel das Maß der Extraversion: Menschen, die stärker aus sich herausgehen, können demnach besser mit Komplexität umgehen. Wie all das genau zusammenhängt, ist immer noch unklar. Klar ist jedoch, dass Personen, die gut mit Komplexität umgehen können, selten erklären können, wie sie das eigentlich tun.

Dies ist auch der Grund, warum es immer noch keine guten Expertensysteme gibt. In den 1980er-Jahren war nämlich die Idee populär, Wissenssysteme mithilfe von Computern aufzubauen. Wichtige Experten sollten vollständig ausgefragt werden, wie zum Beispiel Ärzte, um dadurch besser zu verstehen, wie sie bestimmte Entscheidungen treffen, wie etwa bei der Diagnose von Krankheiten. Wenn man all dieses Wissen einmal digitalisiert hätte, so die Überlegung, dann könnten auch Laien durch die Eingabe weniger Informationen unmittelbar eine fehlerfreie Diagnose stellen. Hätte das alles gut funktioniert, dann würden wir heute nicht mehr verzweifelt auf obskuren Internetforen nach Erfahrungen anderer erkrankter Personen suchen. Sondern wir hätten einschlägige, zertifizierte Systeme, die uns bezüglich dieses und anderer Probleme systematisch weiterhelfen könnten. Warum das alles nicht gut geklappt hat, ist einfach zu erklären: Ärzte treffen ihre Entscheidungen oft intuitiv. Das ist nicht dasselbe, wie sich von momentanen Emotionen treiben zu lassen, denn hinter dem, was wir Intuition nennen, steckt oft viel Erfahrung und umfangreiches Wissen. Nur dass es eben nicht verbalisiert und logisch strukturiert werden kann.

Diese und andere Beispiele haben in den letzten Jahren dazu geführt, den Ruf der Emotionen beim Finden von vernünftigen Entscheidungen erheblich zu verbessern. Dies ist auch deswegen sinnvoll, weil Entscheidungen außerhalb psychologischer Labore von konkreten Menschen getragen und vertreten werden müssen. Entscheidungen mögen noch so vernünftig sein; wenn sie zu stark im Widerspruch zum persönlichen Empfinden stehen, werden die Entscheider diese Entscheidung dennoch bereuen. Die Art und Weise, wie Vernunft und Gefühl am besten und effektivsten miteinander in Beziehung treten, und welche Gewichtungen sie bei guten Entscheidungen haben sollten, kann ich an dieser Stelle nicht diskutieren. So viel aber möchte ich sagen: Es ist ein sehr komplexes Thema, und diese Komplexität wird bei vielen Schlussfolgerungen in die eine oder andere Richtung nicht hinreichend berücksichtigt. Selbst wenn zum Beispiel manche ethischen Entscheidungen von der Berücksichtigung von Emotionen profitieren sollten, heißt das noch lange nicht, dass auch andere Entscheidungen, wie etwa die für einen Partner oder eine berufliche Laufbahn, in gleicher Weise davon profitieren. Denn selbst wenn zum Beispiel Körpersignale und andere emotionale Informationen gute Dienste leisten, wenn man keinerlei Wissen über einen bestimmten Sachverhalt hat, heißt das noch lange nicht, dass das auch für Entscheidungen gilt, über deren Hintergrund man sehr viel weiß. Wenn also auffallend viele Kandidaten in Rateshows auffallend häufig betonen, dass ihre Antworten aus einem »Bauchgefühl« heraus entstanden sind (ein Damasio'scher somatischer Marker), und auch wenn diese Antworten überzufällig häufig richtig sind, so bedeutet das lediglich, dass Bauchgefühle bei der Abwesenheit jedes anderen Wissens und unter extrem hohem Zeitdruck nützlich sein können. Es bedeutet aber keineswegs, dass die Aneignung oder das Haben anderen Wissens die Qualität der Antworten nicht noch verbessern können, dass sich die Qualität einer Entscheidung durch längeres Nachdenken und Abwägen nicht noch verbessern ließe oder dass es für Entscheidungen größerer Reichweite sinnvoll ist, sich auf sein Bauchgefühl zu verlassen.

Außerdem ist es wichtig, sich vor Umkehrschlüssen zu hüten: Wenn also Ärzte die richtige Entscheidung treffen, auch wenn sie vielleicht nicht genau erklären können, wie sie zu dieser Entscheidung gelangt sind, bedeutet das im Umkehrschluss nicht, dass jede Entscheidung, die man sich nicht erklären kann, unbedingt richtig ist. Diese Einsichten scheinen vielen Teilnehmern von Internetforen, die ihre Kommentare überraschend häufig und mit überraschend großem Selbstbewusstsein auf ihr Bauchgefühl stützen, verborgen geblieben zu sein.

Unabhängig also von der Frage, ob beziehungsweise wann die Berücksichtigung von Emotionen bei der Entscheidungsfindung eine gute Idee ist, bleibt festzuhalten, dass sich der Ruf der Emotion in der Wissenschaft maßgeblich verbessert hat. Angesichts der Tatsache, dass der Ruf der Emotion mehrere Tausend Jahre lang besonders schlecht war, kann man das als ausgleichende Gerechtigkeit und als Beitrag zu einem ausgewogeneren Verständnis der menschlichen Psyche interpretieren. In gleichem Zuge hat sich auch der Ruf der Emotion im Alltag stark verbessert. Hier allerdings sind die Dinge etwas aus dem Ruder gelaufen. Denn Sportler, Autoren, Politiker und Künstler werden von Journalisten und Moderatoren derart massiv nach ihren Empfindungen befragt, dass man sich über das journalistische Selbstverständnis ernsthafte Sorgen machen muss. Diemut Roether identifiziert beispielsweise eine »Emotionsfalle im Journalismus«, wenn etwa Politiker an Wahlabenden Fragen stellen, die sie eher an Sportreporter erinnern: »Wie geschockt sind Sie?«, oder: »Ist das katastrophal?« Den Grund für diese starke Emotionalisierung vermutet die Autorin in der Tatsache, dass es leichter und schneller geht, über Emotionen zu berichten, als Hintergründe zu recherchieren. Auch Doris Akrap von der *taz* findet es bedenklich, dass seriöse Journalisten in seriösen Sendern seriöse Politiker zunehmend

Dinge fragen wie »Was macht das mit Ihnen?«. Es sind Handlungen, nicht innere Zustände, über die berichtet werden muss, findet Akrap. Auch Birgit Schmid kritisiert Fragen dieser Art in der *Neuen Zürcher Zeitung*. Allein in der Schweizer Mediendatenbank SMD fand Schmid 408 Artikel mit den Fragen »Was macht das mit Ihnen?« oder »Was hat das mit Ihnen gemacht?«. Und sie geht davon aus, dass im Jahre 2022 jeden Tag mindestens ein Artikel mit dieser Frage erschienen ist – Radio- und Fernsehbeiträge nicht mitgezählt. Schmid vermutet, dass die Frage beispielhaft für die journalistische Tendenz steht, die »großen Gefühle« zu enthüllen und Leser beziehungsweise Zuschauer dadurch stärker emotional zu beteiligen.

Nun sollte man von Journalisten erwarten können, dass sie über Neuigkeiten berichten. Über Neuigkeiten in der Welt oder, wie etwa im Interview, das Innenleben einer Person. Neuigkeit definiert sich nun aber über dessen Unterschied mit dem Erwartbaren. Der Wetterbericht beginnt in der Regel nicht mit der Nachricht, dass auch heute die Sonne auf- und später untergegangen ist. Es wäre sicherlich interessant, wenn dem nicht so wäre oder wenn sich die Zeitpunkte davon ungewöhnlich stark verschoben hätten. Im Bereich der menschlichen Gefühle scheint aber seit einigen Jahren praktisch alles berichtenswert. Wenn die deutsche Fußball-Nationalmannschaft eine unerwartete und/oder unerwartet deftige Niederlage erlitten hat, ist die erste Frage an die Kapitänin, wie sie sich dabei fühle. Auch wenn der sichere Elfmeterschütze drei Elfmeter hintereinander verschossen hat, scheint seine Gefühlswelt die dringendste Frage der Interviewer zu sein. Politiker, die gerade aus ihrem Amt gewählt worden sind, werden als Erstes gefragt, wie sie sich dabei fühlen. Wissenschaftler, deren Karriere gerade mit dem Nobelpreis abgerundet wurde, werden als Erstes gefragt, welche Gefühle das in ihnen auslöst. Ja was denken Journalisten eigentlich, wie Menschen funktionieren? Man hätte es ihnen vorher sagen können: Erfolge haben die Tendenz, Freude in uns auszulösen, große Erfolge sogar Enthusiasmus. Niederlagen und andere negative Ereignisse lösen hingegen Enttäuschung und Trauer aus. Ist dem Journalismus das bislang verborgen geblieben? Haben Journalisten bestimmte Gründe anzunehmen, dass gerade ihre Interviewpartner gefühlsmäßig so ganz anders gestrickt sind? Oder haben ihre Zuschauer möglicherweise besonders viele Fragen über die emotionalen Befindlichkeiten der Befragten?

Wenn man ein gewisses Maß an Intelligenz und Lebenserfahrung aufseiten der Journalisten und ihrer Rezipienten unterstellt, dann lässt sich natürlich keine dieser Frage bejahen. Was also treibt Journalisten, was treibt intelligente, erfahrene Profis dazu, derartige Fragen zu stellen? Fragen, die noch vor einigen Jahren völlig undenkbar gewesen wären? Oder können Sie sich die Reaktion von Wolfgang Overath oder Oliver Kahn (zwei legendäre Heißsporne des deutschen Fußballs) vorstellen, wenn sie nach einer krachenden Niederlage nach ihren Gefühlen gefragt worden wären? Die Wahrheit ist, wir wissen nicht wirklich, wie es dazu kommen konnte. Aber wir können spekulieren. Tatsächlich halte ich zumindest drei allgemeine Entwicklungen verantwortlich für diesen merkwürdigen Trend. Erstens hat sich wie bereits erläutert das wissenschaftliche Verständnis der Rolle der Emotion bei der Wahrheitsfindung stark verbessert. Demnach muss nicht jede Empfindung unbedingt falsch sein und nicht jede Empfindung logischen Gedankengängen widersprechen. Das war so im platonischen System des logischen Denkens nicht vorgesehen und hat daher unsere Wertschätzung für intuitive Neigungen auch im Alltag stark verbessert. Wenn wichtige Entscheidungsträger in den 1950er-Jahren auf ihr Bauchgefühl verwiesen hätten, hätte sie das wahrscheinlich ihren Job gekostet. Mittlerweile kann man sich derartige Verweise nicht nur öffentlich leisten, sondern sie werden oft als Anzeichen besonderer Schläue aufgefasst. Wenn Journalisten also derart stark an der Gefühlswelt ihrer Interviewpartner interessiert sind, könnte das bei einer wohlmeinenden Interpretation damit zusammenhängen, dass sie deren intuitive Intelligenz zutage fördern wollen. Zweitens werden wir im übernächsten Abschnitt sehen, dass sich die Rolle und Bedeutung der Empathie in der öffentlichen Diskussion der letzten Jahre stark in den Vordergrund gespielt hat. Das Zeigen von Emotionen springt sehr schnell und sehr effektiv auf Beobachter über. Wenn wir also freudige oder traurige Menschen sehen, dann verändert sich unsere eigene Gefühlswelt tendenziell auch in diese Richtung. Dies wiederum erzeugt ein Gefühl der Zusammengehörigkeit, denn wir teilen ja auf einmal unseren Zustand mit der beobachteten Person. Und, so lautet zumindest die allgemeine Annahme, es macht uns mehr emphatisch, sodass wir uns besser in diese Person einfühlen können. Journalisten könnten, bewusst oder unbewusst, diese Bindung zwischen Interviewpartner und Zuschauern herstellen wollen. Drittens schließlich gilt, darauf komme ich später in diesem Kapitel zurück, das Zeigen von Gefühlen als besonders authentisch. Authentizität ist wiederum ein gerade in den letzten Jahren besonders begehrtes Gut geworden. Durch die starke Emotionalisierung ihrer Gespräche könnten Journalisten also auch versuchen, die Authentizität ihrer Gesprächspartner herauszuarbeiten.

Kurzum, der Journalismus hat eine enorme Zunahme an Emotionalisierung erfahren und eine dramatische Zunahme des emotionalen Gehaltes gesellschaftlicher Kommunikation zu verantworten. Das kann zum Teil mit dem starken Konkurrenzdruck zwischen den Anbietern von Medien zu tun haben. Klicks sind die neue Währung; je emotionalisierter das Angebot, desto mehr Klicks wird es erzeugen. Aber die journalistische Neigung zur Emotionalisierung kann durchaus auch aus anderen, weniger monetären Triebfedern gespeist sein: das Bemühen um intuitive Wahrheit, emphatische Verbundenheit und größere Authentizität. Es liegt mir also nichts ferner, als den unübersehbaren Trend zur Emotionalisierung unserer Nachrichten ausschließlich auf niedere Beweggründe zurückzuführen. Welche Gründe dieser Trend hat, ist ohnehin von geringer Bedeutung für meine Argumentation. Wichtig ist seine Existenz: Nachrichten werden zunehmend so zugeschnitten und so aufbereitet, dass sie ihre Empfänger immer stärker emotional erregen, dass sie immer stärkere Gefühle in ihnen auslösen und dies immer öfter tun. Die zunehmend gewichtige Rolle der Emotion in der öffentlichen Diskussion ist aber nur einer der vier Gründe, warum Menschen im Alltag ihren Empfindungen zunehmend mehr Aufmerksamkeit widmen. Wenden wir uns nun den drei anderen Gründen zu, nämlich den zunehmend zentralen Rollen von Moral, von Empathie und von Authentizität in der gesellschaftlichen Diskussion.

Die Moralisierung des Alltags

Moralische Fragen waren in der ersten Hälfte meines Lebens die ganz große Ausnahme. Man hat sie vielleicht in der Kirchengemeinde diskutiert oder im Philosophieunterricht. Im Privatleben hat man sich vielleicht gefragt, ob das »Ausleihen« einer Laterne von einer Baustelle eigentlich »in Ordnung« ist oder ob man bei großem Hunger und knapper Kasse im Edeka bei der Schule ein Eis »mitgehen« lassen kann. Heutzutage begegnen einem aber moralische Fragen an jeder Ecke, sogar im ZDF-Sportstudio, wo sich Moderatoren über die moralische Verwerflichkeit der Fußball-Weltmeisterschaft in Katar und die politische Bedeutung des Tragens einer Regenbogenbinde auslassen, und in der ARD, wo Felix Neureuther über moralische Herausforderungen der Olympischen Spiele in China referiert. Der Konsum von Produkten und Dienstleistungen unterliegt zunehmend moralischen Bewertungen; Benutzer von Privatjets und Teilnehmer von Kreuzfahrten werden als unmoralisch gebrandmarkt; vegane Ernährung wird auf breiter Front als die moralischste aller Ernährungsformen gepriesen, und Veganer sehen sich öffentlich als anderen moralisch überlegen; Waffenlieferungen an kriegsführende Länder – jahrzehntelang ein absolutes No-Go in der deutschen Politik – werden von Vertretern des Bundestags als moralische Notwendigkeit begründet; und Klimakleber brechen vielfach das Recht mit dem Verweis auf eine höhere Moral. Was ist da los?

Tatsächlich haben schon viele beobachtet und angemerkt, dass sich die öffentliche Diskussion in unserer Gesellschaft in den letzten Jahren zunehmend »moralisiert« hat. Politische Diskussionen und Talkshows wurden zunehmend überschwemmt mit »ethischen« beziehungsweise »moralischen« Argumenten. Also mit der Zustimmung zu bestimmten Entscheidungen oder Maßnahmen, weil diese »ethisch gerechtfertigt« oder »moralisch notwendig« sind oder waren (so etwa Ministerpräsident Söder über die Corona-Einschränkungen in Bayern), und mit der Ablehnung von Entscheidungen oder Maßnahmen, weil sie dies eben nicht sind oder waren (so wie die Linke Kathrin Vogler über die sogenannte »Durchseuchungsstrategie« bei der Pandemiebekämpfung). Und das oft ohne jede weitere Argumentation, die rationalen Kriterien genügen würde. Die nicht weiter rational begründete, moralische Bewertung politischer Sachverhalte wird also oft als vollkommen hinreichende Argumentationsgrundlage betrachtet. Wie wir gesehen haben, gestehen manche der Denker, die sich mit vernünftigen Entscheidungen beschäftigen, der Emotion eine besonders große Rolle beim Finden ethischer Entscheidungen zu. Es gibt also offenbar eine besonders enge Beziehung zwischen Gefühl und Moral, jedenfalls in den Augen von vielen. Warum ist das eigentlich so?

Der Begriff der Moral leitet sich vom lateinischen *moralis* ab und bedeutet etwa: die Sitte betreffend. Er beschreibt, wie Menschen tatsächlich handeln, was sie in bestimmten Situationen tun und wie sie auf bestimmte Sachverhalte reagieren. Moral ist also etwas, das sich im spontanen Verhalten findet, der Begriff ist ein beschreibender (kein erklärender oder normativer) Begriff und er befasst sich mit bestimmten Regelmäßigkeiten in diesem Verhalten. Der Begriff der Ethik bezieht sich hingegen auf das, was man tun *sollte*. Es ist ein normativer, kein beschreibender Begriff. Zugegebenermaßen gehen beide Begriffe in vielen Diskussionen durcheinander, und auch einige Zitate, auf die ich mich im Weiteren beziehen werde, verwechseln Moral mit Ethik (weswegen ich nicht versuchen werde, diese Begriffe sauber zu trennen). Der Grund dafür ist eine (durchaus auch bei Wissenschaftlern) psychologisch tief verwurzelte Neigung, das Verhalten der eigenen Person und der eigenen Gruppe nicht nur für moralisch angemessen (also den eigenen Gepflogenheiten entsprechend) zu halten, sondern auch als anderen Gepflogenheiten ethisch überlegen anzusehen. Wir handeln also nicht nur, wie wir eben handeln, sondern sind auch davon überzeugt, dass diese Art des Handelns die einzig wahre Art darstellt. Was wiederum nahezulegen scheint, dass das Handeln anderer nach anderen Gepflogenheiten moralisch minderwertig sein muss.

Einige Autoren haben versucht, ein »objektives« und daher allgemeingültiges ethisches Konzept zu entwickeln. Aber zum einen lässt sich die Objektivität dieser Konzepte nicht empirisch überprüfen. Denn dazu müsste man zum Beispiel verschiedene, zufällig zusammengestellte Versuchspersonengruppen verschiedene ethische Konzepte jahrelang durchleben lassen – wofür sich kaum freiwillige Teilnehmer finden lassen werden. Und zum anderen existieren keine allgemein akzeptierten Regeln, wie man zwischen konkurrierenden ethischen Systemen objektiv entscheiden könnte. Welcher gläubige Christ wird den Islam oder den Taoismus für das überlegene ethische System halten, welcher überzeugte Demokrat wird die ethischen Prinzipien von diktatorischen Regimen bevorzugen – und jeweils umgekehrt? Während manche den Verzehr von Tierfleisch für das normalste der Welt halten, finden andere das völlig abwegig, ekelhaft und sündig, entweder generell oder doch zumindest in Bezug auf Rind- oder Schweinefleisch. Die Welt wird also weiter mit ganz unterschiedlichen Ethiken in ganz unterschiedlichen Kulturen und Subkulturen leben müssen, die jeweils vollkommen von der Allgemeingültigkeit ihrer eigenen Ethik und der völligen Absurdität der jeweils anderen Ethiken überzeugt sein werden. Angesichts der Vielfalt existierender Ethiken ist es realistisch, die Gültigkeit einer bestimmten Ethik auf jeweils die Gruppe zu beschränken, die sich diese Ethik bewusst oder unbewusst zu eigen gemacht hat.

Die Neigung und das Bedürfnis, Ethik irgendwie zu objektivieren, hat mit dem Wunsch zu tun, eine bestimmte »letzte Wahrheit«, einen bestimmten Sinn in unserem Dasein zu entdecken. Denn eine Ethik, die sich vollkommen relativieren ließe, die also vollkommen beliebig erschiene, wäre in der Tat bedrohlich für viele. Die Sicherheit, das Richtige zu tun, setzt ja voraus, dass man weiß oder doch zumindest theoretisch wissen könnte, was das Richtige ist. Ohne die Überzeugung, dass man das Richtige irgendwie bestimmen könnte, würden viele psychologisch gesehen den Boden unter ihren Füßen verlieren. Die Idee der Ethik ist also wichtig für das Selbstverständnis des eigenen Handelns. Menschen möchten die Idee haben, das Richtige zu tun, und begründen können, warum das, was sie tun, das Richtige ist. Und doch lässt sich daran zweifeln, ob es dieses Richtige geben kann.

Eine Zwischenposition in diesem Raum zwischen absoluter Relativität der Ethik menschlichen Handelns und der objektiven Begründung ganz bestimmter Regeln nimmt der Ansatz von Jonathan Haidt ein. Beeindruckt von der großen Variabilität moralischer Vorstellungen über verschiedene Kulturen hinweg, haben Haidt und Kollegen nach Themen Ausschau gehalten, die sich weltweit in den allermeisten moralischen/ethischen Vorstellungen und Regelsystemen finden lassen. Tatsächlich ließen sich sechs umfassendere Themen identifizieren, die die Autoren folgendermaßen charakterisieren (in meiner deutschen Übersetzung): Fürsorge/Schaden, Gerechtigkeit/Betrug, Loyalität/Verrat, Autorität/Unterordnung, Heiligkeit/Erniedrigung und Freiheit/Unterdrückung. Haidt und Kollegen argumentieren einerseits, dass diese Themen deswegen in den meisten Regelwerken zu finden sind, weil sie gewisse Grundbedürfnisse adressieren. In diesem Sinne unterstellen die Autoren ein gewisses Maß an Universalität. Andererseits ist es ein weiter Weg zwischen derartigen Universalien und konkreten ethischen Regeln. Dass sich zum Beispiel die zehn Gebote des katholischen Glaubens direkt und unzweideutig aus diesen universalen Themen herleiten lassen, ist nicht offensichtlich. Außerdem haben die Studien von Haidt und Kollegen gezeigt, dass unterschiedliche Gruppierungen derselben Gesellschaft verschiedene Themen bevorzugen und andere vernachlässigen. In Vergleichen von Anhängern der Republikanischen und der Demokratischen Partei in den USA hat sich beispielsweise gezeigt, dass Republikaner alle sechs Themen ungefähr gleichwertig einschätzen und in ihren Urteilen berücksichtigen, während das Denken von Demokraten vornehmlich durch die Themen der Fürsorge und der Gerechtigkeit bestimmt ist. Man kann leicht sehen, wie bei derartig unterschiedlichen Gewichtungen Urteile über die Moralität oder Amoralität bestimmter Entscheidungen sehr verschieden ausfallen können. Obwohl sich also alle Beteiligten an einer gesellschaftlichen Diskussion an bestimmten moralischen Werten orientieren, werden sich ihre Urteile doch des Öfteren stark unterscheiden. Ob es angesichts dessen eine gute Idee ist, moralische Argumente in öffentlichen Diskussionen überhaupt zu verwenden, sei dahingestellt.

Wichtiger für unsere Zwecke ist aber die Frage, wie sich ethische Grundthemen, die das Individuum in bestimmter Weise gewichten wird, in moralisches Urteilen und Handeln übersetzen. Haidt folgt Hume in der Annahme, dass sich moralische Urteile ohne größere rationale Beiträge aus der Intuition ergeben – also aus einem Bauchgefühl heraus. Tatsächlich haben Haidt und Kollegen interessante Studien über die Frage durchgeführt, wie Menschen ihre moralischen Entscheidungen verbal rechtfertigen. Dazu wurden Versuchspersonen Szenarios vorgelegt, die sich mit den sechs angenommenen Grundthemen moralischen Denkens beschäftigen. In einem Beispiel wurde etwa beschrieben, wie Akteure die Flagge eines Landes zerschneiden oder sich Bruder und Schwester auf den Mund küssen. Die Versuchspersonen sollten zunächst entscheiden, ob das entsprechende Verhalten richtig oder falsch ist, und anschließend begründen, warum sie ihre Entscheidung so und nicht anders gefällt haben. Überraschend selten überstiegen die Antworten das intellektuelle Niveau von »weil das falsch ist« oder »weil man das einfach nicht macht«. Da es sich bei den Versuchspersonen um Collegestudenten handelte, hatten sie wahrscheinlich keine Mühe, sich verbal nachvollziehbar auszudrücken. Und doch schienen sie bei ihren Beurteilungen nicht mehr zu tun, als ihren Intuitionen, ihrem Bauchgefühl freien Lauf zu lassen, ohne auch nur halbwegs in der Lage zu sein, ihnen einen rationalen Anstrich zu geben. Das legt nahe, dass Menschen moralische Urteile fällen, ohne wirklich zu wissen, was sie da tun.

Auf welcher Basis fällen sie dann aber diese Urteile? Wie die Herkunft des Wortes Moral schon andeutet, beschreibt es die Regelmäßigkeit im Verhalten von Menschen. Wenn Menschen in einer Gemeinschaft miteinander leben, dann ähnelt sich auch ihr Verhalten. Das tut es nicht etwa deswegen, weil alle Mitglieder der Gemeinschaft ein umfassendes Regelwerk erlernen mussten. Natürlich lernen wir von unserer sozialen Umwelt. Meine Eltern haben mich mehrfach darauf hingewiesen, dass ich beim Essen meine Ellenbogen nicht auf den Tisch stützen soll, dass es unhöflich ist, vor den anderen mit dem Essen zu beginnen, und dass man Gästen die Hand gibt. Das meiste habe ich aber auch ohne Instruktion gelernt, einfach durch Abgucken. Tatsächlich benötigen Menschen und auch manch andere Säugetiere ziemlich wenig ausdrückliche Erziehung, weil wir Meister im Imitieren sind. Andauernd schauen wir anderen zu und ihnen dadurch auch ab, wie man Dinge tut. Einerseits lernen wir dadurch auch ohne viele Worte immer effektiveres Handeln, wie zum Beispiel, wie man sich ein Brot schmiert oder einen Kaffee zubereitet. Andererseits lernen wir dadurch aber auch soziales Handeln: wie man mit anderen spricht, wie man ihnen hilft und wie man Zwistigkeiten regelt. Für die meisten Dinge im Leben brauchen wir keinen Knigge, denn wir sehen und hören ja, wie man das macht.

Mechanistisch gesehen bedeutet das, dass jede Erfahrung automatisch Teil unseres Gedächtnisses wird und dass sich unsere Gedächtnisinhalte automatisch melden, wenn wir auf der Suche nach der richtigen Handlung sind. Je öfter wir bestimmte Handlungen gesehen und erlebt haben, desto stärker und dominanter ist die entsprechende Gedächtnisspur. Desto stärker wird sie sich also anbieten, wenn ich auf der Suche nach der richtigen Handlung bin. Wenn in meiner sozialen Umwelt die meisten Leute mit Messer und Gabel essen, wird dies im Zweifelsfall meine erste Wahl sein. Essen sie aber mit Stäbchen, fällt diese Wahl anders aus. Wir erwerben unsere Verhaltensnormen also durch Zuschauen, und nicht anders ist es mit anderen Sitten und Gebräuchen. Wir neigen dazu, das zu tun, was andere tun, und das dann für normal zu halten. Dementsprechend finden wir unnormal, wenn das Verhalten anderer von unseren Normen abweicht. Wenn man das erste Mal Menschen anderer Kulturen mit den Fingern essen sieht, wird einem in Deutschland aufgewachsenen Menschen das vielleicht eklig vorkommen. Etwas eklig (oder unangemessen oder abwegig) zu finden ist nun aber der Kern eines moralischen Urteils: Da ist etwas nicht in Ordnung, das sollte nicht so sein! Aus psychologischer Sicht handelt es sich in diesen Fällen um einen Konflikt zwischen einer Erwartung (zum Essen benutzt man Messer und Gabel) und einer Wahrnehmung (der isst aber mit den Fingern). Konflikte dieser Art lösen negative Emotionen aus, »kognitive Dissonanzen« hat Leon Festinger das genannt, und derartige Dissonanzen drängen auf ihre Reduzierung. Wie aber reduziere ich den Konflikt zwischen dem, was ich erwarte, weil ich es mein ganzes Leben lang so erlebt habe, und dem, was ich sehe? Festinger zufolge dadurch, dass ich das, was ich sehe, verleugne oder abwehre. Und genau das tut das moralische Urteil: Was ich sehe, ist eklig, und das sollte es deswegen gar nicht geben.

Das, was wir moralisches Urteilen nennen, ist also die Bewertung der Beziehung zwischen dem, was wir gewohnt sind, und dem, was wir erleben. Wenn der Unterschied zwischen beidem groß genug ist, dann wird das Urteil negativ ausfallen. Der Nutzen dieses Urteils ist enorm, denn es rechtfertigt dasjenige, was ich gewohnt bin, und wertet das ab, was genau dies herausfordert und potenziell infrage stellen könnte. Moralische Urteile sind also wichtig, um das zu schützen, was uns inneren Halt gibt und uns die nötige Sicherheit vermittelt, das Richtige zu tun. Die Abwertung des Tuns des anderen ist die Basis für unseren Selbstwert – wir werden diesem Gedanken im Zusammenhang mit dem Konzept der Haltung wieder begegnen. Aus dieser Perspektive ist die starke Zunahme des Moralisierens in den letzten Jahren ein Indikator für eine zunehmende Bedrohung des Selbstwertes vieler Menschen. Sie scheinen zunehmend die Orientierung in einer komplexen, globalisierten Welt zu verlieren und retten ihre Überzeugungen dadurch, dass sie das Verhalten anderer abwerten. Da für diese Abwertung keine rationalen Argumente zur Verfügung stehen, müssen Gründe gefunden werden, die sich einfacher verteidigen lassen.

Genau dies trifft für moralische Gründe zu. Denn sie sind weder rational noch empirisch zu überprüfen. Wenn Sie es zum Beispiel für moralisch erforderlich halten, dass unser Bundeskanzler der Ukraine Raketen eines bestimmten Typs liefert, wie ließe sich dagegen argumentieren? Wie könnte ich Ihnen nachweisen, dass Ihre Annahme falsch ist? Der Verweis auf die Moral appelliert an ein übergeordnetes, allgemein geteiltes Prinzip, was eine Behauptung wichtiger, bedeutsamer zu machen scheint als der Verweis auf eine bloße persönliche Meinung (weiter unten werde ich dieses Prinzip mit dem wissenschaftlichen Begriff des »Moral Grandstanding« bezeichnen). Und dennoch stellt sich bei näherer Ansicht das vermeintliche Prinzip als viel weniger geteilt heraus, als suggeriert wird. Denn kein moralisches Regelwerk der Welt ist so konkret, dass es die Auslieferung eines bestimmten Raketentyps an ein bestimmtes Land als einzig richtige Handlungsalternative identifizieren würde. Mit anderen Worten, das Reden über Moral ist eigentlich nicht mehr als das Reden über die eigenen Gefühle (man mag einfach bestimmte Dinge nicht), dies aber irreführenderweise mit einem hohen (tatsächlich aber künstlich überhöhten) gesellschaftlichen Anspruch. Wenn nun aber die eigenen Gefühle die eigentliche Quelle der eigenen moralischen Urteile sind und wenn die moralische Qualität von Urteilen plötzlich eine derart wichtige Rolle in der gesellschaftlichen Diskussion spielt, dann erfordert das eine wichtige Aufmerksamkeitsverschiebung bei allen Beteiligten an dieser Diskussion. Denn wenn Urteile nicht mehr auf rationalen Argumenten und Überlegungen basieren, sondern auf Gefühlslagen, dann können wir die ja nur dadurch nachvollziehen, indem auch wir unsere Gefühlslage zurate ziehen. Wir alle müssen also viel mehr auf unsere Gefühle achten, weil die es ja sind, die unseren moralischen Kompass ausmachen. Tun wir das nicht oder nicht hinreichend, dann können wir leicht gegen den momentan gültigen Moralkodex verstoßen. Das muss einen nicht ins Gefängnis bringen, aber der nächste Shitstorm kann schnell den Ruf, vielleicht sogar die Arbeitsstelle oder die gesellschaftlichen Beziehungen kosten.

All dies sind einerseits gute Gründe, um viel stärker auf unsere eigenen Gefühle zu achten, als wir das normalerweise vielleicht tun würden. Nicht etwa deswegen, weil moralisches Urteilen notwendigerweise das Ergründen der eigenen Gefühle erfordert. Und auch nicht weil es unsere Urteile notwendigerweise verbessert. Sondern weil der gängige Zeitgeist suggeriert, dass moralische Urteile nicht nur von zentraler Bedeutung für das öffentliche Gewicht von Sachargumenten sind, sondern auch für die ganz persönliche Lebensführung. Denn gute moralische Menschen sind wir ja scheinbar nur, wenn wir kontinuierlich in uns hineinhorchen, um stets »das Richtige« zu tun. Das ist nun leider anderseits genau das Gegenteil von dem, was man sich als effektive Bewältigungsstrategie bei einer großen Flut neurotischer Trigger wünschen würde. Je größer diese Flut, desto größer ist ja unsere emotionale Herausforderung. Die einzige Möglichkeit, mit dieser Herausforderung einigermaßen konstruktiv umzugehen, bestünde im Einsatz von Bewältigungsstrategien – wie oben bereits erörtert. Diese Bewältigungsstrategien müssten zum Ziel haben, den hohen Grad der Emotionalisierung durch die Triggerflut in der weiteren Verarbeitung zu reduzieren, sei es durch Gewöhnung, durch Rationalisierung oder Distanzierung. Wir müssten also eigentlich lernen, emotionalen Zusammenhängen *weniger* Aufmerksamkeit zu widmen. Das hohe Maß der Moralisierung unseres Alltags fordert aber nun genau das Gegenteil: *mehr* Aufmerksamkeit für emotionale Zusammenhänge. Wir haben es also nicht nur mit immer mehr Reizen zu tun, die uns emotional überfordern können, sondern uns stehen immer weniger gesellschaftlich akzeptierte Bewältigungsstrategien (wie Gewöhnung, Rationalisierung oder Distanzierung) zur Verfügung, um derartigen Überforderungen entgegenzuwirken.

Dass so etwas fatale Folgen haben kann, zeigen jüngere Forschungen zum Zusammenhang zwischen Wertorientierung und Gewaltakzeptanz. Die Psychologen Workman, Yoder und Decety befragten zum Beispiel Versuchspersonen bezüglich ihrer moralischen Überzeugungen in Hinsicht auf eine Reihe soziopolitischer Fragen, wie etwa Pazifismus, Sozialismus, Frauengleichstellung, Umweltverschmutzung, Schwulenehe, Abtreibung oder Rüstungsausgaben. Während die Versuchspersonen danach einem Hirnscan unterzogen wurden, sollten sie die Angemessenheit gewalttätiger Proteste beurteilen, die ihren eigenen moralischen Überzeugungen entweder entsprachen oder ihnen entgegenliefen. Wenig überraschend zeigten die Ergebnisse, dass die individuellen moralischen Überzeugungen die subjektive Bedeutung diesbezüglicher Fragen vorhersagen: Die Versuchspersonen fanden also Themen bedeutsamer, mit denen sie sich mehr beschäftigen. Besorgniserregend war jedoch der Befund, dass diese größere Bedeutsamkeit mit einer größeren Toleranz gegenüber gewaltsamen Protesten einherging. Ein hohes Maß an Moralisierung bezüglich eines bestimmten Themas geht also mit einer wachsenden Zustimmung zu gewaltsamen Versuchen einher, diesem Thema Geltung zu verschaffen. Die Radikalisierung von der Fridays-for-Future-Bewegung zu den sogenannten Klimaklebern ist ein Beleg, dass sich dieser Befund auch auf die Realität übertragen lässt.

Empathie als Klebstoff

Empathie ist schwer in Mode. »Empathie ist der Anfang vom Ende der Diskriminierung« ist ein *TAZ*-Podcast mit der Politologin Emilia Roig übertitelt, und diese Grundidee findet sich in zahllosen Überlegungen von Politikern, Wissenschaftlern und anderen Teilnehmern öffentlicher Diskurse. Das Zentralkomitee der deutschen Katholiken fordert mehr Empathie für angefeindete Muslime, und die Platform *politischbilden.de* ist überzeugt, dass der Antisemitismus durch das Einüben von Empathie überwunden werden kann; das Goethe-Institut macht sich Sorgen über ein Empathiegefälle in der Kinderliteratur, weil das die Marginalisierung klassischer Minderheiten vorantreibt; der *Tagesspiegel* macht den Mangel an Empathie in unserer Gesellschaft verantwortlich für Rassismus; Autoren bemängeln, dass über den Überfall der Hamas auf Israel viel zu »empathielos« berichtet wurde und dass der Hinweis des UN-Generalsekretärs Guterres, dass dieser Überfall »nicht in einem Vakuum« geschah, unerträglich empathielos war; und auf *Zeit online* wird gemutmaßt, dass Ostdeutsche deswegen rassistisch seien, weil die Herausforderungen der Wende in Deutschland für Jugendliche zu wenig Zeit für die Entwicklung von Empathie gelassen habe. Viele sehen also eine direkte Beziehung zwischen Empathie und Toleranz beziehungsweise zwischen einem Mangel an Empathie und Intoleranz. Deswegen wird vielfach empfohlen, Empathie systematisch zu lehren und zu trainieren, wie etwa in dem Projekt »Empathie macht Schule« in drei Berliner Grundschulen. In diesem Zusammenhang spricht Heidemarie Brosche im Magazin Schule über Empathie als einer »Superkraft für die Schule«. Um all das zu verstehen, müssen wir uns erst einmal fragen, worum es sich bei der Empathie eigentlich handelt.

Empathie ist ein schillernder Begriff, der vielfach durchaus unterschiedlich definiert und interpretiert wird. In jedem Fall geht es um die Beziehung zwischen uns selbst und anderen Personen und das Ausmaß, in dem wir uns emotional in andere Personen hineinversetzen können. Nun ist das eine Metapher, denn in Wirklichkeit können wir ja niemals die Welt mit den Augen anderer Menschen sehen, geschweige denn ihre Gefühle empfinden. Aber wir können versuchen, das zu tun, und darauf bezieht sich der Begriff der Empathie. Tatsächlich gibt es zumindest zwei unterschiedliche Arten von Empathie, die in manchen psychologischen Tests auch unterschiedlich adressiert werden – nennen wir sie kognitive und affektive Empathie. Die kognitive Empathie bezieht sich auf das Wissen über die Gefühle anderer Menschen. Wir sind unterschiedlich gut in der Wahrnehmung der Gefühle anderer. Da wir diese Gefühle nicht direkt sehen können, müssen wir uns Hinweisreize zunutze machen. Der Gesichtsausdruck und die Körperhaltung sind naheliegende Hinweisreize. Die können natürlich falsch sein, nur vorgespielt, aber wenn man das ausschließen kann, dann liefern sie uns schon sehr viel Information über die Gefühle einer anderen Person. Dies ist ein Grund, warum manche Journalisten ganz bewusst über Einzelfälle berichten und emotionalisierte Berichte schreiben. Abgesehen von den Klicks, die sie für ihr Einkommen brauchen, ermöglicht eine emotionalisierte Berichterstattung den Aufbau von Empathie auf Seiten der Rezipienten. Das ist zumindest die journalistische Idee. Natürlich kann man einwenden, dass man sich das Leid von Menschen, die von Krieg und Vernichtung betroffen sind, auch ohne emotionalisierte Berichte vorstellen kann. Und es stimmt, aber wahrscheinlich führt diese Art von Vorstellung nicht zum selben Grad von Emotionalisierung.

Und so bezieht sich die zweite Art von Empathie, die affektive Empathie, weniger auf die Information, die man über die Gefühle anderer Personen haben kann, sondern auf die Imitation des Gefühls selbst. Wenn wir jemanden sehen, der weint, dann verstehen wir nicht nur, dass die andere Person traurig ist. Sondern wir haben in manchen Fällen dann selbst die Neigung zu weinen. Wie bereits erwähnt sind dafür die sogenannten Spiegelneurone verantwortlich beziehungsweise das Spiegelsystem, dessen Teil sie sind. Wie funktionieren die? Stellen Sie sich Situationen vor, die Sie zum Weinen gebracht haben. Weinen ist eine ziemlich komplexe Tätigkeit, die unter anderem der Entgiftung des Körpers in Stresssituationen dient. Sie geht nicht nur mit dem Fließen von Tränen einher, sondern auch mit einer systematischen Verformung unserer Gesichtsmimik, der Verkleinerung unserer Augen und der Veränderung unserer Körperhaltung. All diese Veränderungen nehmen wir wahr, vielleicht nicht bewusst, aber wir lernen doch den Zusammenhang zwischen ihnen. Mit anderen Worten, wir lernen einen ganzen Verhaltenskomplex – wie man weint.

Komplexe, das haben wir bereits erörtert, sind assoziative Verbindungen zwischen Gedächtnisinhalten. Diese Inhalte können sich gegenseitig zünden, sodass wir zum Beispiel unser Gesicht verziehen, wenn unsere Tränen fließen, oder umgekehrt, und auch unsere Körperhaltung kann unsere Gesichtsmimik und das Fließen von Tränen befördern. Mit anderen Worten, der Komplex des Weinens kann durch alle seine Bestandteile aktiviert werden. Dafür spielt es keine Rolle, ob diese Bestandteile, wie zum Beispiel die Wahrnehmung einer traurigen Gesichtsmimik, von unserem eigenen Gesicht stammen oder dem Gesicht einer anderen Person. Dem Komplex ist das egal, er wird einfach nur aktiviert. Aus demselben Grund kann das Lachen anderer auch ansteckend sein, nur dass es diesmal um einen anderen Komplex geht.

Wie kommt man aber nun von der Empathie zur Toleranz? Hinter dieser Überlegung steckt eigentlich ein sehr rationalistisches Menschenbild. Ein Menschenbild also, demzufolge wir Entscheidungen treffen, in dem wir unterstützende und widersprechende Argumente abwägen. Wenn ich mir beispielsweise überlege, ob meine Gemeinde afrikanische Flüchtlinge aufnehmen oder abweisen soll, dann gibt es ja eine Menge zu bedenken. Einerseits kann man nie ausschließen, dass Menschen aus anderen Kulturen eine Menge Ärger machen, vieles durcheinanderbringen, sie sind vielleicht gewalttätig, und ihre Unterbringung bringt organisatorische Herausforderungen mit sich. Andererseits haben wir alle gelernt, dass Helfen eine gute Sache ist und dass wir alle schließlich auch einmal Flüchtlinge werden könnten. Meine Eltern waren zum Beispiel Flüchtlinge aus Thüringen, und sie waren sehr froh, dass sie von den Schwaben so gut aufgenommen worden sind. Das haben sie nie vergessen, und so waren sie immer der Meinung, dass man Flüchtlingen helfen sollte. Dieser Gedankengang stellt eine Ähnlichkeitsbeziehung her, zwischen meinen Eltern einerseits und den afrikanischen Flüchtlingen andererseits. Je stärker die wahrgenommene Ähnlichkeit, desto eher werden meine Eltern geneigt gewesen sein, ihre eigenen Erfahrungen als Flüchtlinge bei ihren Entscheidungen über die Aufnahme anderer Flüchtlinge zu berücksichtigen. Ein wichtiger Teil dieser Erfahrungen bezieht sich natürlich auf das Gefühlsleben. Wenn man selbst erfahren hat, wie sich Strapazen der Flucht, Gefahren auf dem Weg und Unsicherheit über die Zukunft seiner selbst und der eigenen Familie anfühlen, wird man ein besseres Verständnis für die Motivlage von Flüchtlingen haben. Einerseits kann sich dieses Verständnis aus der kognitiven Empathie speisen. Je besser man in der Lage ist, die Gefühle anderer Menschen zu lesen, desto eher wird man Ähnlichkeiten zwischen deren Gefühlslage und der eigenen erkennen können. Andererseits kann aber auch die affektive Empathie helfen, denn das eigene Nacherleben der Gefühle, die mit einer Flucht einhergehen, kann die eigenen Erinnerungen stärker und lebendiger wachrufen. Beide Arten von Empathie können also helfen, manche Entscheidungen mehr im Sinne von Schwachen und Hilfesuchenden zu treffen.

Diese Überlegungen unterstützen die Vermutungen in der öffentlichen Diskussion, dass Empathie für größere gesellschaftliche Toleranz sorgt. Sollten wir also alle empathischer werden, wie so oft gefordert wird? Würde uns das alle zu besseren Menschen machen? Leider liegen die Dinge bei näherem Hinsehen doch etwas komplizierter. Zunächst einmal kann man auch ohne jede Empathie ein guter Mensch sein – nach welchen ethischen Vorstellungen auch immer man das beurteilen mag. Die meisten von uns haben keine Ahnung, wie es sich anfühlt, ein Messer im Bauch zu haben oder einen Baseballschläger auf dem Kopf, und doch stechen und schlagen wir nicht auf andere ein und wenden uns vielleicht sogar gegen diejenigen, die das tun. Viele Pharmakologen haben keine Ahnung, wie es ist, Krebs zu haben, und doch tun sie ihr Äußerstes, um dafür zu sorgen, dass andere ihn nicht bekommen. Priester, die ihr Zölibat ernst nehmen, werden sich dennoch bemühen, mit partnerschaftlichen Problemen ihrer Gemeindemitglieder sorgsam umzugehen. Es gibt also sehr viele andere Gründe und Motivlagen, andere Menschen menschlich zu behandeln, als mit ihnen mitzufühlen. Das schließt nicht aus, dass zunehmende Empathie nicht doch irgendwie nützlich sein könnte für unser Zusammenleben. Es schließt auch nicht aus, dass sozial handelnde Menschen *auch* empathisch sind. Dass sie aber *deswegen* sozial handeln, *weil* sie empathisch sind, wie vielfach unterstellt, dafür gibt es keine Belege. Essenziell für sozialverträgliches Verhalten ist Empathie jedenfalls nicht. Insofern müssen wir uns über ihre tatsächliche oder vermeintliche Abwesenheit nicht wirklich Sorgen machen. Man muss das Leid anderer nicht erlebt haben, um es vermindern zu wollen und darin erfolgreich zu sein.

Noch wichtiger für das Thema dieses Buches sind aber die Schattenseiten der Empathie (jedenfalls unter negativen Begleitumständen). Ein großer Nachteil negativer Empfindungen ist ja die Tatsache, dass sie uns leicht übermannen können. In einer kleinen Dosis verabreicht, können negative Rückmeldungen durchaus positive Wirkungen haben. Lehrer geben ihren Schülern ja nicht deswegen schlechte Noten, weil sie ihnen eine schlechte Nacht bereiten wollen. Sondern weil sie sie dazu ermutigen wollen, besser zu werden. Auch Sportler sind oft nach negativen Erlebnissen wie verlorenen Spielen oder besonders schlechten Leistungen besonders motiviert: Jetzt erst recht! Je größer aber die Dosis und je öfter beziehungsweise lang anhaltender die negativen Erlebnisse, desto stärker schlägt kurzfristige Motivation in erlebten Stress und letztlich in größere Teilnahmslosigkeit und abnehmende Motivation um. Steter Tropfen höhlt also tatsächlich den Stein, in diesem Fall mit der Aussicht auf eine beginnende Depression. Wären nun Ratgeber oder Therapeuten betroffener Personen tatsächlich in der Lage, die damit einhergehenden Gefühle hundertprozentig nachzuerleben, wäre sehr wenig gewonnen: Sie wären ja ebenso gelähmt und hoffnungslos. Kognitive Empathie, also das Verstehen dessen, was mit dem anderen los ist, ist in diesen Fällen viel wichtiger und zielführender als affektive Empathie, die auch die Ratgeber und Therapeuten lähmen und überfordern würde.

Dies ist nicht nur eine theoretische Möglichkeit, sondern die tägliche Praxis in Pflegeberufen. Nach einer Mitteilung der AOK waren dort im Jahr 2021 die Burn-out-Raten beinahe doppelt so hoch wie in allen anderen Berufsgruppen. Die Belastungen während der Coronapandemie waren sicherlich ein wichtiger Baustein in dieser Entwicklung, aber die Zunahme von Burn-out in Pflegeberufen wird schon seit vielen Jahren beobachtet. Seit 2012 ist die Rate um mehr als 15 Prozent gestiegen, und mehr als die Hälfte aller Auszubildenden in diesem Beruf berichten über Burn-out-Symptome. Die Gründe dafür sind sicherlich vielfältig, und speziell der Kostendruck im Gesundheitssystem und die damit einhergehenden Einsparungen und Überbelastungen spielen gewichtige Rollen. Eine ebenso gewichtige Rolle spielt aber auch der emotionale Stress. Denn einerseits ist ein hohes Maß an Empathie oft die Voraussetzung, vielleicht auch die Motivation für das Ergreifen eines Pflegeberufes. Andererseits bedeutet dieses hohe Maß aber auch besonders starkes Mit-Leiden, wenn Patienten schwer erkranken oder versterben. Um daran nicht zu zerbrechen, werden Mitarbeiter in Pflegeberufen oft angehalten, manchmal auch mehr an sich selbst zu denken, persönliche Verbindungen außerhalb der beruflichen Tätigkeit aufzubauen, Hobbys zu entwickeln, öfter mal Nein zu sagen – sich also emotional zu distanzieren.

Auch außerhalb von Pflegeberufen hat Empathie ihre Schattenseiten. So konnten Studien zeigen, dass ein hohes Maß an Empathie bei manchen Personen auch zu deutlich höheren Niveaus von Stress führen kann. Empathiefähige Menschen haben also die Neigung, die Dinge schwerer zu nehmen als andere. Außerdem ist Empathie keine allgemeine, unbegrenzte Fähigkeit, die sich auf die gesamte Menschheit richtet. Empathisch gehen Menschen nur mit anderen Mitgliedern der eigenen Gruppe um, ob es sich dabei nun um einen Betrieb, einen Verein, eine Nationalität oder Ethnie handelt. Selbst Menschen mit einem sehr weitreichenden Einfühlungsvermögen haben ihre Grenzen: Für Ukrainer mögen viele Deutsche noch Empathie aufbringen können, aber für Moldawier und Georgier ist das offenbar (angesichts der viel weniger empathischen Reaktion auf deren Konflikte mit Russland) viel geringer ausgeprägt – von Syrern und Jemeniten ganz zu schweigen. Niemand ist also »an sich« empathisch, sondern nur für Angehörige der wie auch immer definierten eigenen Gruppe – die bei Menschen allerdings ganz unterschiedlich definiert sein kann.

Ein großes Maß an Empathie für die eigene Gruppe geht tatsächlich oft mit einer besonders geringen Toleranz gegenüber all denen einher, die nicht zu dieser Gruppe gehören. Dies wiederum kann sich in dem äußern, was Keller und Kollegen das Mitgefühl-Bösartigkeits-Paradoxon nennen. In ihrer Studie von fast 5000 Versuchspersonen ergab sich ein starker positiver Zusammenhang zwischen Mitgefühl und Bösartigkeit: Menschen, die ein starkes Mitgefühl für manche ihrer Mitmenschen an den Tag legen, verhielten sich gegenüber anderen ganz besonders bösartig. Dieser Zusammenhang war besonders stark bei Personen mit einem sogenannten Verhinderungs-Fokus. Dieser Begriff bezieht sich auf eine allgemeine Motivationslage, die zwischen einem Verhinderungs-Fokus einerseits und einem Wachstums-Fokus andererseits variiert. Menschen mit einem Verhinderungs-Fokus versuchen mit ihrem Verhalten vor allem, keine Verluste zu erleiden. Sie neigen dazu, sehr vorsichtig und aufmerksam zu sein, vor allem gegenüber emotional wichtigen Reizen, und sie haben die Neigung, Herausforderungen zu meiden. Menschen mit einem Wachstums-Fokus sind hingegen eher dazu motiviert, Gewinne zu erzielen und ihre Ambitionen umzusetzen. Sie neigen dazu, offen zu sein, die Dinge positiv anzugehen und Herausforderungen zu suchen und anzunehmen. Bei Personen mit dieser wachstumsorientierten motivationalen Herangehensweise fanden Keller und Kollegen einen deutlich schwächeren Zusammenhang zwischen Mitgefühl und Bösartigkeit. Bei Personen mit einem Verhinderungs-Fokus resultierte dagegen die experimentelle Anregung des Mitgefühls in der Erhöhung ihrer böswilligen Neigung. Mitgefühl ist also keine unendliche Ressource: Je mehr wir davon manchen widmen, desto mehr kann das zulasten anderer gehen. Denn die vielbesprochenen (und sicherlich zu Unrecht verspotteten) »Gutmenschen« sind keineswegs gut zu allen.

Authentizität und Wahrheit

Ein wichtiger Grund für Plato, emotionale Erwägungen von der Entscheidungsfindung auszuschließen, war sein Streben nach Objektivität. Nur die Vernunft, so die Überlegung, könne die Tatsachen so erfassen, wie sie sind. Gefühle seien hingegen grundsätzlich subjektiv und daher wenig geeignet, einigermaßen objektive Urteile zu fällen. Nun ist das Kriterium der Objektivität ein schwieriges, weil es ganz unterschiedlich aufgefasst und definiert werden kann. Einige Denker nehmen an, dass Intersubjektivität des Höchste ist, was wir anstreben können. Dass wir uns also zumindest einigen können, worin wir übereinstimmen. Aus psychologischer Sicht ist zudem die Gegenüberstellung von Vernunft, als Mittel zum Erreichen der Objektivität, und des Gefühls, als völlig untaugliches Mittel, nicht besonders realistisch. Denn einerseits unterliegen Menschen zahlreichen Denkfehlern, systematischen Verzerrungen beim Umgang mit den Fakten. Wir haben große Probleme im Umgang mit Wahrscheinlichkeiten, überschätzen Zusammenhänge und Kausalität, interpretieren Fakten gern so, dass sie uns schmeicheln, und vieles mehr. Andererseits sind Gefühle keineswegs vollkommen subjektiv. Wären sie das, so hat Ludwig Wittgenstein eingewandt, dann könnten wir ja gar nicht die richtigen Begriffe für unsere Emotionen lernen. Wenn nur ich meine Freude fühle und diese Empfindung ein vollständig privates Ereignis wäre, wie hätten meine Eltern mir dann beibringen können, dass dieses Ereignis den Namen Freude trägt? Irgendetwas von meiner Freude müssen sie irgendwie miterlebt haben.

Tatsächlich ist das Erleben von Emotionen gar nicht so verschieden vom Erleben anderer, unemotionaler Empfindungen. Gemäß der Theorie von William James nehmen wir unsere Emotionen folgendermaßen wahr: Die Ereignisse, auf die wir gefühlsmäßig reagieren, lösen zunächst einmal ganz normale Körperreaktionen aus, sodass wir zum Beispiel zittern oder sogar wegrennen, wenn wir einer Schlange begegnen. Viele dieser Reaktionen entstehen durch Kurzschlüsse, wie ich sie am Beispiel des Mandelkerns erläutert habe. Es ist die Wahrnehmung dieses Zusammenhangs, also des Reizes, auf den mein Körper reagiert, und seiner Reaktionen, die ich dann anschließend als Furcht bezeichne. Nichts an diesem gesamten Vorgang ist spezifisch für Gefühle, denn nichtemotionale Reize nehme ich ja auf genau dieselbe Weise wahr. Wenn ich etwa wiederholt beobachte, dass ich mir Lyrikbändchen kaufe und Poetry-Slam-Veranstaltungen besuche, dann nehme ich mich selbst als poetische Person wahr. Natürlich können alle diese Wahrnehmungen falsch und irreführend sein, aber es gibt eigentlich keinen Grund anzunehmen, dass emotionsbezogene Wahrnehmungen falscher sind als Wahrnehmungen, die nichts mit Emotionen zu tun haben. Und natürlich haben beide Arten von Wahrnehmungsprozessen sowohl öffentliche als auch private Komponenten (also Aspekte, die ich mit anderen teile, wie den wahrgenommenen Reiz und dessen Wirkung auf meinen Körper, und Aspekte, deren Empfindung nur mir vorbehalten sind), aber auch darin unterscheiden sich emotionale Wahrnehmungen nicht von nicht-emotionalen. Mit anderen Worten, die Tatsache, dass ich bestimmte Wahrnehmungen mit Gefühlen assoziiere, macht deren Inhalt nicht notwendigerweise weniger objektiv oder weniger wahr.

Dennoch ist seit einigen Jahren eine Tendenz zu verzeichnen, den Begriff der Wahrheit nicht mehr mit den Komponenten unserer Wahrnehmungen und Überlegungen zu assoziieren, die wir alle teilen und über die wir uns intersubjektiv verständigen können. Sondern mit genau den Komponenten, die wir nicht teilen, die uns also nur ganz individuell, ganz privat zur Verfügung stehen. Diese Tendenz ist direkt mit dem Begriff der Identitätspolitik verbunden. Da ich diesem Thema bereits ein ganzes Buch gewidmet habe, möchte ich darauf hier nur am Rande eingehen und nur insofern, als es sich auf den Aspekt der Gefühle bezieht. Kurz gesagt beruht Identitätspolitik auf der Idee, dass Menschen sich nicht nur hinsichtlich vieler Merkmale unterscheiden, sondern dass ganz wenige dieser Merkmale geeignet sind, um unsere Identität zu definieren. Geschlecht, wie auch immer das nun wieder definiert sein mag, ist eines der allgemein akzeptierten Merkmale, Hautfarbe ist ein anderes. Die identitätspolitische Überlegung fordert nun Individuen auf, sich vor allem über diese Merkmale zu identifizieren und sich dementsprechend der gesellschaftlichen Gruppe zuzurechnen, die durch Menschen mit diesen Merkmalen gebildet wird.

Die Merkmale werden in der Regel benutzt, um manchmal mehr, manchmal weniger willkürliche binäre Unterscheidungen zu treffen. Unsere Hautfarbe variiert zum Beispiel eigentlich kontinuierlich und lässt sich nur schwer und nur sehr willkürlich in diskrete Kategorien unterteilen (weswegen zum Beispiel spanischstämmige Personen in Europa als weiß, in den USA aber als farbig gelten). Außerdem variiert sie auf verschiedenen, voneinander unabhängigen Dimensionen, wie etwa dem Farbton und der Intensität. Dennoch beharrt Identitätspolitik darauf, dass (aus unklaren, willkürlichen Gründen) nur einer dieser Unterschiede gesellschaftlich relevant ist, weswegen in der Regel nur zwischen sogenannten Weißen und sogenannten Farbigen (People of Color) unterschieden wird. Der nächste politische Schritt besteht dann im sehr selektiven Vergleich der dadurch entstandenen Gruppen hinsichtlich einer bestimmten Dimension, wie etwa Einkommen (denken Sie an den sogenannten Gender Pay Gap) oder politische Macht. Mögliche Disparitäten, also Ungleichverteilungen, werden dann als Ungerechtigkeiten interpretiert und als Grundlage für die Forderung verwendet, eine Gleichverteilung anzustreben (siehe den Abschnitt *Die neuen Narrative*). Andere Dimensionen, die ganz andere Arten von Ungleichverteilungen mit sich brächten, werden ebenso willkürlich übersehen wie etwa die entsprechenden Sterberaten (bei denen z. B. Männer stark benachteiligt sind, vor allem in Kriegen), gesellschaftliche Beiträge, Leistungen, Kreativität oder übernommene Verantwortlichkeiten, um nur wenige Beispiele zu nennen.

Ein zentrales Problem für die gesellschaftliche Durchsetzung der aus diesen weitgehend willkürlichen Überlegungen heraus entstehenden Forderungen ist das Fehlen von Druckmitteln. Wenn eine gesellschaftliche Gruppe tatsächlich mehr Ressourcen und Macht angesammelt hat, warum sollte sie einer anderen Gruppe irgendetwas davon abgeben? Ein Mechanismus, um dieses Problem zu lösen, besteht in der Etablierung bestimmter ethischer Kriterien: Alte weiße Männer, die etwa die Einstellung von Frauen verhindern, waren in den 1980er-Jahren vielleicht »altmodisch«, heute gelten sie als »unanständig« – eben weil sie die inzwischen etablierten ethischen Kriterien verletzen. Eine besonders wichtige Waffe beim Ringen um mehr gesellschaftliche Teilhabe identitätspolitisch definierter Gruppen ist aber die Authentizität. Der Begriff bezieht sich darauf, ob beziehungsweise inwiefern man selbst erfahren kann, »wie es ist«, eine bestimmte Identität zu haben. Wenn Sie also eine bestimmte geschlechtsbezogene Identität haben, wenn Sie sich zum Beispiel als biologischer und sozialer Mann erleben, dann ist es Ihnen aus identitätspolitischer Sicht unmöglich, in irgendeiner Weise zu verstehen, wie es ist, eine biologische und soziale Frau zu sein. Sind Sie ein Weißer, können Sie unmöglich begreifen, wie es ist, ein Schwarzer zu sein oder irgendeine andere Hautfarbe zu haben.

Dies hat zwei politisch sehr bedeutsame Konsequenzen. Zum Ersten kann Ihnen niemand mehr reinreden, jedenfalls nicht aus irgendeiner anderen gesellschaftlichen Gruppierung. Wenn Sie sagen, dass etwas soundso ist, dann ist das eben so und kann nicht weiter kritisiert werden. Wie ich in meinem Buch über Identitätspolitik ausführlicher erläutert habe, ist diese Position medial vielfach multipliziert worden, vor allem im Zusammenhang mit Rassismus. Wenn also eine farbige Person eine Äußerung, Bewegung, einen Blick oder das Fehlen einer Äußerung, einer Bewegung oder eines Blickes eines Weißen als irgendwie rassistisch empfindet, dann gehen identitätspolitische Aktivisten davon aus, dass es sich auch um Rassismus gehandelt haben muss. Mit anderen Worten, die Privatheit der Empfindungen von Mitgliedern von gesellschaftlich vermeintlich oder tatsächlich unterprivilegierten Gruppierungen wird dazu verwendet, ihren Aussagen einen höheren Rang einzuräumen als den Aussagen anderer. Daraus lässt sich eine enorme politische Durchschlagskraft entwickeln, denn mögliche Gegenargumente des politischen Gegners können ja aus rein formalen Gründen von vornherein abgewertet werden. Da der politische Gegner grundsätzlich nicht in der Lage sein wird, diesen formalen Gründen irgendwie zu entsprechen, entsteht daraus ein strukturelles argumentatives Übergewicht.

Die zweite politisch bedeutsame Konsequenz hat etwas mit Wahrheit zu tun. Entsprechend der identitätspolitischen Ideologie hängt ja die gesellschaftliche Wahrheit (oder Gültigkeit) von Äußerungen von der gesellschaftlichen Macht der Gruppe ab, der sich die sich äußernde Person zugehörig fühlt. Je weniger privilegiert diese Gruppe ist, desto wahrer wird die Aussage, Erwägung oder Entscheidung eines Gruppenmitglieds. Das Fehlen von vernünftigen Argumenten, die für oder gegen diese Aussagen sprechen, ist kein Kriterium mehr für die Beurteilung der Aussage. Das entscheidende Kriterium ist allein ihre Authentizität, also wer die Aussage tätigt. Dies entspricht einer vollständigen Verkehrung der platonischen Idee. Statt Vernunft ist es nun das Gefühl, das über die Wahrheit von Aussagen entscheidet. Und statt der mit anderen geteilten (also intersubjektiven) Aspekte dieses Gefühls sind es nun ausschließlich deren private Aspekte, die wesentlich sind. Je subjektiver also das Motiv für eine Aussage, desto höher schätzt die Identitätspolitik seine Wahrhaftigkeit ein.

All dies hat schwerwiegende, unübersehbare Konsequenzen für die gesellschaftliche Diskussion und die kollektive Wahrheitsfindung, aber das soll uns in diesem Zusammenhang nicht weiter beschäftigen. Was uns sehr wohl beschäftigen muss, sind die Folgen der Hinwendung zur Authentizität für unser emotionales Nervenkostüm. Überlegen Sie, was es bedeutet, die platonische Tradition der vernunftbasierten Wahrheitsfindung in Ihr tägliches Leben einzubauen. Sie würden dadurch ermutigt, die emotionalen Aspekte von wahrgenommenen Ereignissen zu vernachlässigen und sich stattdessen auf die Information zu konzentrieren, die Ihnen dieses Ereignis zur Verfügung stellt. Sie würden das Leid des ukrainischen Volkes nicht ignorieren, aber es weder über das der georgischen oder syrischen Bevölkerung stellen noch aktiv mit-leiden, und Sie würden sich auf die Fakten des Krieges und deren Auswirkungen zum Beispiel auf unser Leben konzentrieren. Sie würden sich im therapeutischen Sinne Sachverhalten also eher »distanziert« nähern und sich vor allem auf die Aspekte konzentrieren, die sie mit anderen teilen und mit ihnen diskutieren können. Um sich durch diesen Austausch einer Art kollektiver Wahrheit zumindest zu nähern. Bei sehr starken emotionalen Reaktionen würden Sie zunächst mal abwarten, bis diese abgeklungen sind, weil Sie davon ausgehen, dass Sie das zu einer wahrhaftigeren Einschätzung befähigt. Vergleichen Sie das mit dem identitätspolitischen Ansatz. Der würde Ihnen raten, sich vor allem auf Ihre Gefühle zu verlassen, Vernunft und mit anderen Gruppen geteilte Überlegungen eher zu vernachlässigen, weil das die Wahrhaftigkeit Ihrer Einschätzung verringern könnte. Sie würden dementsprechend vor allem darauf achten, was bestimmte Ereignisse, was Ihr Alltag mit Ihnen emotional anrichtet. Sie würden also die emotionalen Aspekte dieser Ereignisse besonders beachten und damit Ihren allgemeinen Erregungszustand nicht nur systematisch erhöhen, sondern ihn bei hinreichender Ereignisdichte auch auf einem konstant hohen Niveau halten. Ein idealer Ausgangspunkt für das Entstehen einer Neurose!

Komplexbildung

Komplexe sind zusammenhängende Gedächtnisinhalte, die sich um ein bestimmtes Thema oder ein bestimmtes Ereignis drehen. Alle Menschen werden im Laufe ihres Lebens irgendwelche Komplexe erworben und weiterentwickelt haben. Das ist an sich vollkommen unproblematisch, vor allem wenn diese Komplexe mit positiven Gefühlen verbunden sind. Komplexe zu bilden kann Lebensenergie vermitteln, wie im Falle eines Hobbys, eines Traumes oder eines bestimmten Zieles. Die wiederholte Aktivierung des betreffenden Komplexes kann wesentlich dazu beitragen, die eigenen mentalen Aktivitäten systematisch zu koordinieren und zu einem wichtigen Ergebnis oder Ende zu führen. Auch Komplexe, die negativ besetzt sind, müssen nicht notwendigerweise Probleme bereiten. Viele Menschen meiner Generation oder der davor haben mit der Zeit einen Komplex entwickelt, der mit dem Holocaust zusammenhängt. Unsere Generation konnte nicht wirklich begreifen, dass so etwas wie die systematische Vernichtung von Juden, Schwulen, Zigeunern, Menschen mit geistigen Handicaps und vielen anderen überhaupt denkbar sein könnte, geschweige denn dass sie tatsächlich stattgefunden hat. Und natürlich war besonders schwer zu begreifen, dass unsere Eltern in der einen oder anderen Weise darin verwickelt waren. Es handelt sich in diesem Fall also nicht um ein bestimmtes Ereignis, das man in der Zeit exakt lokalisieren könnte, sondern um einen größeren Zusammenhang, der auch mit dem Dritten Reich, mit Nationalsozialismus und vielem anderen mehr zu tun hat. Derartige Komplexe treiben einen um, vielleicht nicht täglich, aber doch des Öfteren. Und dieses Umtreiben ist sicherlich mit vielen negativen Gefühlen verbunden.

Aber dennoch müssen derartige Komplexe uns nicht lähmen. Viele haben daraus Kraft geschöpft, um zum Beispiel Opfern zu helfen, Hilfebedürftige zu unterstützen oder Gräber zu pflegen. Andere haben sich mehr auf die Gegenwart und die Zukunft gerichtet. Viele aus meiner Generation sind freiwillig und auf eigene Kosten in israelische Kibbuze gefahren, um dort bei der Ernte zu helfen. Andere haben daran mitgearbeitet, mehr interkulturelle Begegnungen und Begegnungsstätten zu schaffen. Ich selbst war weniger aktiv, muss ich gestehen, und doch hat sich mein Komplex über die Jahre stark verändert. Ein wichtiger Einschnitt war der Tag, an dem wir einen neuen Mitschüler in der Klasse bekamen, der, wie sich herausstellte, jüdischen Glaubens war. Als Klassensprecher war ich verantwortlich, neue Mitschüler sozusagen an die Hand zu nehmen, und so haben wir uns angefreundet. Tatsächlich wurde ich als einziger »Goy« zur Bar-Mitzwa meines Freundes eingeladen, und das hat mich offen gestanden sehr beeindruckt. Eine ganz andere Welt, eine ganz andere Kultur, ganz andere Gebräuche, und das alles direkt um die Ecke, in unserer Stadt!

Später hat sich dann mein Komplex einerseits auch mit Gefühlen der Trauer und der Scham aufgeladen, wie während eines Besuches des Holocaust-Museums Yad Vashem in Jerusalem. Aber auch mit vielen positiven Empfindungen. Ich habe viele Kollegen aus Israel kennengelernt und mich unter ihnen wegen ihres mehr mediterran geprägten Temperaments oft wohler gefühlt als unter der schon etwas steiferen deutschen Professorenschaft. Dann sind mir auch palästinensische Bürger begegnet, ich habe gelernt, dass viele Menschen aus beiden Lagern im persönlichen Gespräch viel vernünftiger sind und viel menschlicher miteinander umgehen, als man das anhand der im Fernsehen berichteten Konflikte vermuten könnte. Mit meiner Fußmasseurin – einer lesbischen Soldatin aus Israel, mit einem Vater, der große Teile seiner Familie in einem deutschen Konzentrationslager verloren hat – habe ich den späten Umgang mit dem Holocaust diskutiert. Ich habe auch geistliche Würdenträger aus Israel kennengelernt, die sich das erste Mal mit einem Deutschen über die Beziehung zwischen Israel und Deutschland unterhalten haben, aber auch über den historischen Umgang mit der Judenvernichtung. Mit US-amerikanischen Juden habe ich erörtert, wie man die politische Entwicklung in Deutschland und rechtsradikale Tendenzen realistisch einordnen kann. Und schließlich habe ich mit den Schülern einer Islamschule in Teheran über die Beziehung zwischen Israel und dem Iran geredet. Mit anderen Worten, ich habe wirklich viel von meinem Komplex gelernt und empfinde ihn in der Rückschau als Bereicherung. Für diese Entwicklung war es aber wichtig, den eigenen Komplex nicht als abgeschlossen zu betrachten, sondern ihn kontinuierlich der Wirklichkeit auszusetzen. Dadurch kann sich durchaus auch seine Wertigkeit verändern, und so empfinde ich heute statt Trauer und Scham vor allem Freude und Neugier, wenn ich Juden und Menschen aus Israel, aber auch welche aus Palästina und dem Iran treffe.

Was ich mit all dem sagen will, ist, dass wir Komplexe nicht unbedingt meiden müssen und dass sie nicht immer so negative Konsequenzen haben, wie Carl Gustav Jung das vermutet hat. Selbst wenn sie mit negativen Gefühlen verbunden sind. Man kann aktiv mit ihnen umgehen, sie verändern und sie ins Positive wenden. Und dennoch, und das ist die Schattenseite, tragen negativ gefärbte Komplexe ein großes neurotisches Potenzial in sich. Vor allem in Zeiten, in denen systematisch immer mehr negativ gefärbte Komplexe gesellschaftlich etabliert werden. Diese Komplexe kommen in zwei verschiedenen Formaten daher, einmal als Narrative, wie man neudeutsch sagt, also als Erzählungen, die um ein bestimmtes Thema kreisen, und einmal als Wertekanon mit hohem moralischem Anspruch.

Die neuen Narrative

Manche politischen Diskussionen gab es schon immer. Die Zeit meiner Jugend war geprägt von der Frage, wie man mit der DDR umgehen sollte. Auch der Vietnamkrieg war ein wichtiger Themenkomplex, der einen großen Raum in den täglichen Nachrichten einnahm. Viele andere Themenkomplexe waren aber viel kurzlebiger, sie kamen und gingen in schneller Folge. In der letzten Zeit haben sich bestimmte Themenkomplexe aber derart festgesetzt, dass sie kaum noch wegzudenken sind. Sachlich gesehen sind Themenkomplexe nicht unbedingt emotional aufgeladen, und tatsächlich könnte man sie umso besser bewältigen, je weniger sie das sind. Unsere neuen Narrative kommen aber zumeist mit großem Furor daher. Sie werden als weltbewegende Themen medial etabliert und derart häufig in den täglichen Informationsstrom eingefüttert, dass man an ihnen nicht mehr vorbeikommt. So enthalten die ungefähr zehn täglichen Hauptmeldungen meiner Tagesschau-App seit Beginn des Ukrainekrieges an jedem einzelnen Tag zwischen einem und drei Einträgen über diesen Krieg. Oft ohne dass sich zum Vortag irgendetwas maßgeblich verändert hätte – was ja eine Nachricht erst als Neuigkeit definieren würde. Die Nachricht selbst ist also oft trivial: Präsident Selenskyj hat wieder einmal Waffen gefordert, Bundeskanzler Scholz denkt immer noch darüber nach, ob er sie liefern möchte, und der Botschafter der Ukraine ist in jedem Fall sehr, sehr ungehalten über all das. Agnes Strack-Zimmermann, Vorsitzende des Verteidigungsausschusses des Deutschen Bundestages, sowieso. Während es derlei erwartbare Selbstverständlichkeiten mit absoluter Sicherheit seit Jahren in die Top 10 schaffen, wissen wir eigentlich schon lange nicht mehr, wie es in Syrien eigentlich steht oder wie viele Frauen in Mali wieder vergewaltigt und getötet wurden. Und dass Indien nun das bevölkerungsreichste Land der Erde ist, mit unabsehbaren politischen und ökonomischen Folgen, ist nur eine Randnotiz wert. Die Klimakrise ist ein weiteres Beispiel, dem man auch auf der Straße eine Zeit lang kaum noch ausweichen konnte – vor allem, wenn sie in der Gestalt von Klimaklebern daherkam. Weltuntergangsszenarien werden derart bedrohlich ausgemalt, dass viele um ihr eigenes Leben fürchten. Vielleicht zu Recht, ich will das mangels Kompetenz nicht beurteilen. Was aber auffällt, wenn man nur ein wenig älter ist, ist die große Ähnlichkeit zu früheren Weltuntergangsszenarien, wie im Zusammenhang mit der Stationierung amerikanischer Mittelstreckenraketen in Deutschland und des Atomreaktorunfalls in Tschernobyl. Fälle also, in denen Ausmaß und Dramatik der Befürchtungen die tatsächlich eingetretenen Ereignisse bei Weitem überzeichneten. Auch die Ostverträge hatten deutlich weniger dramatische Auswirkungen, als damals von praktisch allen CDU-Politikern befürchtet wurde.

Sicher wird man Menschen finden, die erläutern können, warum es diesmal ganz anders sein wird und deshalb diesmal die Dramatik vollkommen angemessen ist. Und vielleicht haben sie recht. Was ich an dieser Stelle aber beleuchten möchte, sind die menschlichen Kosten und die Opfer derartiger Dramatisierungen. Denn es gibt viele Menschen, die Weltuntergangsszenarien als Motivation für eigenes Handeln auffassen, woran ja nichts auszusetzen ist. Aber auch viele, die von dieser Angst gelähmt werden und die an ihr erkranken. So schreibt die Deutsche Gesellschaft für Psychiatrie und Psychotherapie in ihrem Positionspapier zur Klimakrise, dass der Klimawandel nicht nur unsere Umwelt bedroht, »sondern auch ganz unmittelbar die körperliche wie auch die psychische Gesundheit«, denn: »Naturkatastrophen und klimawandelbedingte Wetterextreme gehen mit einer Zunahme von Depressionen, Angst- und Traumafolgestörungen sowie Suiziden einher.« Die Autoren fordern die Entscheidungsträger nachdrücklich auf, einerseits an der Vermeidung der Klimakrise selbst zu arbeiten, andererseits aber auch den psychotherapeutischen Umgang mit den daraus resultierenden psychischen Konsequenzen nicht aus den Augen zu verlieren. Einerseits ist es wichtig zu betonen, dass die Ängste, die Menschen wegen der drohenden Klimakrise haben, mit realen Problemen zu tun haben. Es ist also nicht so, dass die Betroffenen sich unnötig Sorgen über Dinge machen, die eigentlich gar nicht der Rede wert wären. Die Klimakrise ist der Rede wert, die daraus erwachsende Bedrohung ist real. Andererseits erfordern der effektive Umgang und die Bewältigung dieser Krise einen kühlen Kopf, während Ängste und Panik kontraproduktiv sind. Klimabezogene Fakten sind also wichtig, klimabezogene Ängste aber unnötig neurotisierend. Dennoch ist das Ziel vieler Aktivisten und vieler Medienschaffenden, klimabezogene Ängste zu schüren, zu multiplizieren und dauerhaft am Leben zu erhalten. Die Motivation dafür mag durchaus ehrenhaft sein, denn viele gehen davon aus, dass Ängste die Einsicht in das Problem erhöhen und dadurch staatliches Handeln beschleunigen. Allerdings mit der Folge, dass bei vielen ein neuer, stark angstbesetzter Klimakomplex geschaffen und mental dauerhaft etabliert wird.

Ein anderer negativ besetzter Komplex, der sich unter anderem im Zuge der Black-Lives-Matter-Bewegung massiv ausgebreitet hat, betrifft die eigene Identität und deren Bedrohung durch andere gesellschaftliche Gruppen. Das zugrunde liegende Narrativ ist in diesem Fall einigermaßen kompliziert, und es besteht in seinem Kern aus der systematischen Schaffung von Beleidigungspotenzial – also von gesellschaftlich legitimierten Gründen, aus denen sich vermeintlich benachteiligte Personen beleidigt fühlen können. Ein konkretes Beispiel dafür ist das, was man in der psychologischen Forschung mittlerweile Mikroaggression nennt. Traditionell ist der Begriff der Aggression sowohl in der Psychologie als auch in der Rechtsprechung über seine Intentionalität definiert. Wenn Sie sich also in einer Menschenmenge ganz plötzlich umdrehen und dadurch Ihre Faust in der Magengrube einer anderen Person landet, dann mag das für die andere Person unangenehm sein, aber man würde Ihre Handlungen nicht als aggressiv beurteilen. Denn Sie hatten ja weder die Absicht, die andere Person zu schädigen, noch konnten Sie die Situation so gut vorhersehen, dass Sie von einer Schädigung der anderen Person ausgehen mussten. Aggressiv ist Verhalten also eigentlich nur, wenn der Urheber des Verhaltens das ausdrückliche Ziel hat, jemand anderen zu schädigen. Selbst im Fußball macht es einen erheblichen Unterschied, ob man einen Mitspieler intentional oder nur zufällig zu Fall bringt. So lagen die Dinge jedenfalls, bis Derald Wing Sue sein Buch mit dem Titel »Microaggressions in Everyday Life: Race, Gender, and Sexual Orientation« herausbrachte. In diesem Buch argumentiert Sue, dass viele Verhaltensweisen auch ohne jede Intention von deren Urheber diskriminierend sein können. Dabei führt Sue eine völlig neue, extrem gesenkte Schwelle für die Identifikation diskriminierenden Verhaltens ein. Er unterscheidet zwischen zwei Kategorien: den Mikroentwertungen und den Mikrobeleidigungen. Beispiele für Mikroentwertungen sind etwa die Frage an Farbige, wo sie herkommen oder warum sie keinen sprachlichen Akzent haben; die Äußerung eines Zweifels, ob Farbige tatsächlich diskriminiert oder ungleich behandelt werden; oder das Ignorieren individueller Unterschiede zwischen Angehörigen derselben ethischen Gruppe. Von Mikrobeleidigungen ist hingegen die Rede, wenn zum Beispiel von Asiaten angenommen wird, dass sie besonders intelligent sind, oder wenn nichtweiße Personen als »exotisch« charakterisiert werden.

Das Beispiel der Mikroaggressionen zeigt zwei sehr auffällige Trends, von denen die letzten Jahre geprägt wurden. Erstens lassen sich viele Bestrebungen beobachten, die Schwelle zur Anwendung negativ besetzter Begrifflichkeiten zunehmend zu senken. Früher musste man Menschen schon willentlich spürbaren körperlichen Schaden zufügen, um als Urheber eines aggressiven Aktes zu gelten. Mittlerweile reicht es schon aus, wenn Sie eine Person, die gerne angesehen werden würde, nicht ansehen oder wenn Sie das, was eine andere Person gerne hören würde, nicht sagen: »Silence is violence.« Der Psychologe Nick Haslam hat diese zunehmenden Senkungen der Zuweisungsschwellen »concept creep« genannt, womit die schleichende Ausweitung eines Konzeptes gemeint ist. Eines seiner Fallbeispiele bezieht sich auf den Begriff des Missbrauchs. Ursprünglich wurde das Konzept nur im Falle physischer und sexueller Übergriffe verwendet, mittlerweile hat es aber drei Erweiterungen erfahren.

Erstens wurde mit dem »emotionalen Missbrauch« ein neuer Typ des Missbrauchs eingeführt, der weder körperlich noch sexueller Natur sein muss. Interessanterweise verändert sich dadurch auch die Objektivität der Beurteilung – und dies ist der zweite auffällige Trend der letzten Jahre. Ob ein körperlicher sexueller Übergriff tatsächlich stattgefunden hat, lässt sich in fast allen Fällen objektiv, also ungeachtet der betroffenen oder urteilenden Personen feststellen. Ob aber eine Bemerkung einschüchternd oder bedrohlich ist, ob sie Zurückweisung ausdrückt und ob sie emotional nicht hinreichend auf eine andere Person eingeht, darüber lässt sich trefflich streiten. Dadurch entsteht notwendigerweise ein hohes Maß an Unsicherheit aufseiten aller Beteiligten und vor allem ein erheblicher Interpretationsspielraum. Dieser Spielraum soll in der Regel die Rechte möglicher Opfer stärken, aber er erhöht auch die Wahrscheinlichkeit von Missverständnissen und lädt zur strategischen Nutzung ein. Denn die Grundidee der Gerichtsbarkeit, dass zur effektiven Wahrheitssuche die Sichtweisen aller beteiligten Parteien gehören, wird durch die einseitige Definition von Übergriffen ja systematisch unterminiert. Ein wichtiger Aspekt des vergrößerten Interpretationsspielraums besteht auch darin, dass er das verfügbare Beleidigungspotenzial (also die Anzahl der Gründe, weswegen man sich zu Recht beleidigt fühlen kann) ganz erheblich vergrößert. Damit einher geht eine Ausweitung des Missbrauchskonzeptes auf eine größere Personengruppe: Während sich Forschung und Rechtsprechung früher vor allem auf persönliche, oft intime Beziehungen konzentriert haben, bezieht die ausgeweitete Bedeutung zumindest alle erwachsenen Interaktionspartner mit ein. Der Zuwachs an möglichen Opfern und möglichen Tätern ist enorm.

Ein dritter Aspekt der konzeptuellen Erweiterung besteht laut Haslam in der Einbeziehung von Handlungen, die *nicht* ausgeführt wurden. In Einzelfällen findet sich dieser Aspekt auch in der älteren Rechtsprechung, wie etwa im Falle der unterlassenen Hilfeleistung. Aber im Zusammenhang mit Missbrauch lag der Fokus lange Zeit auf tatsächlich stattgefundenen Handlungen. Die ausgeweitete Bedeutung bezieht aber ganz ausdrücklich Nicht-Handlungen mit ein, sogar die Missachtung oder das Ignorieren anderer Personen. Auch diese Ausweitung führt zu einer drastischen Reduzierung der möglichen Objektivität bei der Beurteilung. Beim Vorliegen einer Handlung ist es ja relativ einfach zu beurteilen, ob sie zum Beispiel gewalttätig, intendiert und/oder sexueller Natur war. Ob sich eine Person aber der Nicht-Ausführung einer Handlung schuldig gemacht hat, hängt vollständig von dem Vorstellungsvermögen der beurteilenden Person ab. Manche Menschen würden nicht auf die Idee kommen, bestimmte Handlungen jemals auszuführen, andere finden sie ganz selbstverständlich. Ich bin beispielsweise so erzogen worden, dass ich hilfsbedürftigen Menschen helfe, ohne viel Aufhebens davon zu machen. Weil helfen etwas ist, was sich »gehört«, und nicht etwas, das man aus Gefallen oder für eine bestimmte Person tut. Und auch, weil man von der geholfenen Person keinen Dank erwartet und ihr nicht das Gefühl geben möchte, einem danken zu müssen. Wenn ich also zum Beispiel jemanden im Bus mit ihrer Balance ringen sehe, dann biete ich ihr meinen Platz an. Wenn ich eine verwirrt schauende Person am Zebrastreifen sehe, dann helfe ich ihr über die Straße. Ich frage nicht, ob sie das möchte, weil ich sie nicht in Verlegenheit bringen will. Mittlerweile erfüllt dieses Verhalten allerdings den Tatbestand des emotionalen Missbrauchs, denn es kann ja als Ausdruck persönlicher Dominanz und als ethisch problematische Missachtung der Meinung der betroffenen Person gelesen werden. Und wenn man sich auf Twitter/X einigermaßen auskennt, dann weiß man, dass sich auch leicht hinreichend viele Mitmenschen finden werden, die das genauso lesen. Die Ausweitung des Beleidigungspotenzials betrifft also nicht nur Menschen, die direkt an bestimmten Interaktionen beteiligt sind. Sondern auch diejenigen, die starke (wenn auch unbegründete) Meinungen darüber haben, wie andere ihre Interaktionen gestalten sollten.

Ein anderer Begriff, dessen systematische Ausweitung über die Jahre von Haslam diskutiert wird, ist der des Traumas. Der griechische Ursprung dieses Begriffes bezieht sich auf eine »Wunde«, was sich ursprünglich ausschließlich auf die Spuren körperlicher Einwirkungen beschränkte. Der für die Psychiatrie maßgebliche Leitfaden zur Diagnostik psychopathologischer Symptome (DSM) hat den Begriff des Traumas in den letzten Jahren aber ganz massiv ausgedehnt. Dabei wurden vor allem die Kriterien für die Beurteilung der Einwirkung und die Kriterien für die Beurteilung der Wunde drastisch gesenkt. Zunächst wurden neben den ursprünglich wesentlichen physischen Einwirkungen zunehmend auch psychologische Einwirkungen akzeptiert. Als nächster Schritt wurden die zunächst einigermaßen objektivierbaren Kriterien (denen zufolge nur solche Einwirkungen galten, die »praktisch alle« Menschen psychisch beschädigen) zunehmend subjektiver, sodass mittlerweile die tatsächliche oder vermeintliche Schädigung die wesentliche Rolle spielt. Die Einwirkung definiert sich also nicht mehr über ihre Art, sondern darüber, was sie mutmaßlich mit einer Person anrichtet. So gelten zum Beispiel dem DSM zufolge Personen nicht nur dann als traumatisiert, wenn sie selbst etwas Schreckliches erlebt haben, sondern auch dann, wenn sie Leute kennen oder von Leuten wissen, die etwas Schreckliches erlebt haben. Die Zahl der Ereignisse im eigenen Leben, wegen denen man traumatisiert sein könnte, nimmt also kontinuierlich zu. Dies schafft ein immer größer werdendes Traumatisierungspotenzial.

Es lassen sich also zwei Trends erkennen, die unsere Beleidigungs- und Traumatisierungspotenziale systematisch erweitert haben: Die Schwellen, um Verhaltensweisen anderer als kränkend und persönliche Erlebnisse als bedrohlich oder gar »traumatisch« bezeichnen zu können, sind in den letzten Jahren zunehmend gesenkt worden, und die Kriterien, um Verhaltensweisen und Erlebnisse als möglicherweise problematisch einzuschätzen, sind zunehmend subjektiver geworden. Wir haben daher immer mehr Gelegenheiten, um uns mit der Zustimmung und dem Verständnis anderer gekränkt und traumatisiert zu fühlen. Die naheliegende Frage, warum und mit welchen Zielen die verfügbaren Beleidigungs- und Traumatisierungspotenziale in den letzten Jahren systematisch erweitert wurden, habe ich in meinem Buch *Gut gemeint ist nicht gerecht* ausführlicher erörtert. Zwei wesentliche gesellschaftliche Akteure können als Triebfeder für diese Erweiterung gesehen werden, denn beide haben sie außerordentlich erfolgreich in ihr Geschäftsmodell eingebaut.

Der erste Akteur sind die (vor allem US-amerikanischen) Anwälte. Seit einigen Jahrzehnten sind sie zunehmend erfolgreich darin, immer neue Rekordsummen für ihre Klienten aufzutreiben, und dies durch Klagen, die oft schwer nachzuvollziehen sind. Weltbekannt ist der Fall von Stella Liebeck geworden, der es mithilfe ihrer Anwälte gelang, eine Entschädigung von über einer halben Million US-Dollar von der McDonald-Kette einzutreiben, weil sich Liebeck am 27. Februar 1992 aus Ungeschicklichkeit mit einem McDonald-Kaffee die Beine verbrühte. Das Gericht entschied schließlich, dass die McDonald-Filiale, bei der Liebeck ihren Kaffee erworben hatte, den Kaffee »zu heiß« (nämlich mit einer Temperatur von 85 °C, wie bei allen Filialen dieser Kette) ausgegeben hätte und deshalb für die Verbrühung verantwortlich war. Viele andere Fälle sind bekannt geworden, die sich (abgesehen von den horrenden Summen, um die es ging) allesamt durch zwei Muster auszeichnen: Ereignisse, für die man noch einige Jahre zuvor die Kläger verantwortlich gemacht hätte, werden nun den Beklagten zugeschrieben, und die Folgen für die Kläger werden in einer Weise dargestellt, die man zuvor für drastisch übertrieben gehalten hätte. Die spektakulärsten Fälle dieser Art werden von Randy Cassingham auf dessen Website »True Stella Awards« dokumentiert. In einigen dieser Fälle begegnen wir wieder dem Begriff des »Traumas«, und das oft in einer Weise, die die von Haslam beobachtete Begriffserweiterung deutlich macht. So etwa bei dem Fall von Nita Bird, die im Jahre 1994 von ihrer Tochter Janice für eine krebstherapeutische Maßnahme ins Krankenhaus gebracht wurde. Der behandelnde Arzt stellte eine Komplikation fest und ordnete eine Notoperation an, die Frau Bird schließlich das Leben rettete. Janice und ihre Schwestern verklagten jedoch das Krankenhaus, weil die Anordnung und die Ausführung der Notoperation einen derartigen emotionalen Stress bei den drei Schwestern ausgelöst hätten, dass die nun durch dieses Ereignis traumatisiert worden wären. Für diese Traumatisierung sei das Krankenhaus verantwortlich, wofür die Schwestern finanziell entschädigt werden müssen. Die Klage ging durch drei Instanzen an den Obersten Gerichtshof, wo sie schließlich wegen Verfahrensfehlern (und nicht etwa wegen ihrer Absurdität) abgelehnt wurde. Wieder erkennen wir ein klares Muster: Die Schwellen, mit deren Hilfe das Verhalten anderer als beeinträchtigend für das eigene Wohlempfinden eingeschätzt werden, sinken zunehmend, und die Einschätzung der Schwere dieser Beeinträchtigung wird zunehmend subjektiver und daher für andere immer schwieriger nachzuvollziehen.

Für Anwälte ist diese Entwicklung außerordentlich lukrativ, tatsächlich werben Anwälte in den Vereinigten Staaten oft mit der Aufforderung, sich über Kleinigkeiten aufzuregen und dadurch zu Geld zu kommen. Je niedriger die Schwellen für diese Aufregung, desto höher werden die Einkünfte der dadurch zu Arbeit kommenden Anwälte. Ein ähnliches Geschäftsmodell wird von identitätspolitischen Aktivisten verfolgt. Wie bei herkömmlichen marxistischen Ansätzen geht es auch diesen Aktivisten um eine Umverteilung von Ressourcen und Macht, bloß dass es in dieser neuen Version nicht mehr um Einkommen oder Auskommen geht und nicht nur um gesellschaftliche Schichten. Sondern um zumeist äußerliche Merkmale, die statistisch in einem ungünstigen Verhältnis zur Verteilung von Ressourcen und Macht stehen. Wenn also etwa Frauen nicht in dem Maße am Gesamt aller Einkünfte beteiligt sind wie Männer, wenn bestimmte Ethnien nicht im selben Maße in Parlamenten vertreten sind wie andere, dann gilt das als Indikator für soziale Benachteiligung, deren Beseitigung uns ein gesellschaftliches Anliegen sein muss. Um Benachteiligungen zu identifizieren, werden aber schon lange nicht nur objektivierbare Indikatoren berücksichtigt, wie etwa Geld, Einkommen oder Besitz, sondern auch subjektive Indikatoren. Vor allem Empfindungen Betroffener spielen eine zentrale Rolle, und viele Studien verlassen sich nahezu vollständig auf diese Gefühle. Rassismus wird also nicht nur dann diagnostiziert, wenn nachweisbare Gewaltakte oder öffentlich zugängliche Beleidigungen stattgefunden haben, sondern auch in Fällen, in denen Betroffene lediglich »den Eindruck hatten«, rassistisch beleidigt worden zu sein. Es ist offenkundig, dass die systematische Senkung von Wahrnehmungsschwellen und die daraus folgende systematische Vergrößerung von Kränkungspotenzial direkt zu einer Erhöhung der wahrgenommenen sozialen Ungerechtigkeit führt. Das Beispiel der Mikroaggressionen macht das deutlich: Wenn Menschen schon dann als beleidigt, gekränkt oder gegebenenfalls traumatisiert gelten können, wenn andere *nicht* mit ihnen kommunizieren (oder nicht genau so mit ihnen kommunizieren, wie sie sich das aus welchen Gründen auch immer wünschen), dann muss die Gesamtsumme der sozialen Ungerechtigkeiten in einer Gesellschaft automatisch ansteigen. Da soziale Ungerechtigkeiten die Währung identitätspolitischer Aktivisten darstellt, um gesellschaftliche Veränderungen in ihrem Sinne zu bewerkstelligen, steigen die entsprechenden politischen Einkünfte mit jeder Schwellensenkung.

In dem Maße aber, in dem unsere Beleidigungs- und Traumatisierungspotenziale zunehmen, entstehen notwendigerweise entsprechende Komplexe. Je mehr man sich als Opfer von Beleidigungen oder Traumata sieht und erlebt, desto mehr wird man sich nicht nur mit den bereits erlebten Beleidigungen und Traumata beschäftigen (also das tun, was man im Fachjargon »ruminieren« nennt). Sondern diese Beschäftigung wird einen auch zunehmend empfänglich für weitere Beleidigungen und Traumata machen. Die Wahrnehmungsschwelle für Erlebnisse, die man als Beleidigungen und Traumatisierung der Erfahrungen deuten könnte, wird systematisch gesenkt. Da soziale Interaktionen in der Regel komplex und dadurch vieldeutig sind, werden sich dadurch notwendigerweise die vermeintlichen Wahrnehmungen beleidigender und traumatisierender Akte erhöhen, wodurch sich wiederum die entsprechenden Komplexe systematisch anreichern und zunehmend negativ einfärben. Was wiederum die Aufmerksamkeit für die Wahrnehmung weiterer tatsächlich und vermeintlich beleidigender und traumatisierender Ereignisse schärft. Ein für Neurosen typischer Kreislauf entsteht.

Ein anderer Komplex, der sich zunehmender Popularität erfreut, bezieht sich wie bereits erwähnt auf den Begriff der Gerechtigkeit beziehungsweise der Ungerechtigkeit. Gerechtigkeit ist etwas, das vielen Menschen privat und in der Öffentlichkeit sehr wichtig ist. Was aber als gerecht, was als ungerecht zu gelten hat, lässt sich nicht so einfach bestimmen. Tatsächlich gibt es verschiedene Gerechtigkeitsbegriffe, die ganz unterschiedliche Schwerpunkte setzen. Die Gerechtigkeitskonzepte westlicher Gesellschaften basieren zumeist auf dem Leistungsgedanken. Im europäischen Mittelalter war der gesellschaftliche Stand einer Person von zentraler Bedeutung, und dieser Stand bestimmte nicht nur ihren ökonomischen und gesundheitlichen Alltag, sondern auch ihre Aufstiegschancen. Um für mehr gesellschaftliche Durchlässigkeit zu sorgen, entstand die Idee, dass die Leistung einer Person mehr zählen sollte als die gesellschaftliche Schicht, der ihre Eltern entstammen. Aus dieser Perspektive ist es gerecht, wenn Menschen nach ihren Fähigkeiten beziehungsweise ihren tatsächlichen Leistungen beurteilt und letztendlich auch entlohnt werden. Für diese Art von Gerechtigkeit haben Menschen tatsächlich auch ein sehr feines Gespür, wie sich in einer Vielzahl psychologischer und ökonomischer Experimente herausgestellt hat. Wenn Versuchspersonen zum Beispiel Geldbeträge zwischen sich selbst und anderen Personen verteilen müssen, dann achten sie dabei sehr genau auf die Balance zwischen aktiven Beiträgen ihrer selbst und denen von anderen.

Dieser Begriff der *Leistungsgerechtigkeit* ist in den letzten Jahren allerdings zunehmend durch den Begriff der *Ergebnisgerechtigkeit* ersetzt worden. Bei beiden Begriffen geht es um die Zuweisung und den Besitz von Gütern, wie etwa Geld oder Sachwerten. Der erste beschäftigt sich jedoch mit der Art und Weise, wie dieser Besitz zustande gekommen ist. Wenn eine Person mehr beziehungsweise härter arbeitet oder mehr Wissen oder Fähigkeiten für diese Arbeit einsetzen muss, dann sollte sie nach dem Prinzip der Leistungsgerechtigkeit dafür auch mehr bekommen. Beim Begriff der Ergebnisgerechtigkeit geht es vielmehr, wie der Name nahelegt, um das Ergebnis der Verteilung von Gütern. Wenn jemand also zu einem bestimmten Zeitpunkt mehr besitzt als jemand anders, dann ist das potenziell ungerecht. Mir zum Beispiel wird in letzter Zeit gelegentlich vorgeworfen, dass ich als Professor über zahlreiche Privilegien verfügen würde, wie etwa ein relativ hohes Einkommen und einen bestimmten gesellschaftlichen Status. Aus der Perspektive der Leistungsgerechtigkeit ist der Vorwurf abwegig. Schließlich habe ich mich, aus bescheidenen ökonomischen Verhältnissen kommend, nach einigen Jahren als Lkw-Fahrer mit einem Einkommen unter dem Hartz-IV-Niveau durch ein intensives Studium gekämpft, um dann auf einer halben Stelle zu promovieren und dann nach vielen Jahren ohne feste Anstellung und Zukunftsperspektive endlich eine Professur zu ergattern.

Persönlich habe ich daher Gehalt und Status als spätes Entgelt für die jahrelangen Opfer angesehen und Privilegien eher für etwas gehalten, was einem ohne eigenes Zutun in den Schoß fällt. Aus der Sicht der Ergebnisgerechtigkeit macht es jedoch keinen Unterschied, ob man sein Vermögen ererbt oder mühsam erworben hat.

Auch im Hinblick auf diese Entwicklung von einer Gesellschaft der Leistungsgerechtigkeit zu einer Gesellschaft der Ergebnisgerechtigkeit geht es mir aber nicht um persönliche Befindlichkeit oder die Frage, ob es sich hier um eine gesellschaftlich vernünftige Entwicklung handelt. Sondern darum, was diese Entwicklung mit uns allen tut. Genau wie im Falle der Kränkung und der Traumatisierung hat das Primat der Ergebnisgerechtigkeit ein enormes Potenzial für die Schaffung negativ aufgeladener Komplexe. Sicherlich wird das der Leistungsgerechtigkeit unterliegende Leistungsprinzip allenthalben verletzt. Wenn etwa das Studium eines Managers länger dauert und aufwendiger ist als die Lehre eines Tischlers, so mag dies ein hinreichender Grund dafür sein, dass der Manager ein höheres Gehalt bezieht als der Tischler. Vielleicht ist der Manager auch für mehr Personen verantwortlich und muss schwierigere Entscheidungen treffen. Wenn er aber mehr als das Zehnfache erhält, kann man sich fragen, ob Menschen tatsächlich zehnmal so gut wie andere Menschen sein können, ob sie zehnmal so viel gelernt und zehnmal so viel gearbeitet haben können. Dennoch: Im Großen und Ganzen ist der deutsche Alltag nicht durch erbittert geführte Arbeitskämpfe gekennzeichnet. Was darauf schließen lässt, dass doch viele Menschen halbwegs zufrieden sind mit der Art und Weise, wie die Löhne im Lande verteilt werden. Für den Aufbau stabiler, vorherrschender Komplexe, die wiederholt von wahrgenommenen Ungerechtigkeiten getriggert würden, bietet also die Leistungsperspektive weniger an.

Anders verhält es sich mit der Ergebnisperspektive. Unterschiede in den Besitzverhältnissen sind Legion: Manche haben höhere Löhne, andere mehr Sachwerte, wieder andere eine bessere Ausbildung, einen attraktiveren Standort, einen schönen Arbeitsplatz, ein besseres Betriebsklima und so weiter und so fort. Das Erregungspotenzial dieser Ungleichheiten ist enorm und unendlich. Hinzu kommt die Tatsache, dass die Dimensionen systematisch zunehmen, hinsichtlich derer Menschen in der gesellschaftlichen Gerechtigkeitsdiskussion verglichen werden. Früher ging es um Löhne, vielleicht auch um Immobilienbesitz. Heute geht es um Herkunft, Hautfarbe, gutes Aussehen, Körperfigur und Sprache, um nur ein paar Beispiele zu nennen. Dies alles ist ungleich verteilt, und diese Ungleichverteilung gilt inzwischen allenthalben als ungerechte Verteilung von Privilegien. Auch hier geht es mir nicht um die Frage, ob diese Entwicklung der gesellschaftlichen Diskussion vernünftig oder zielführend ist. Sondern allein darum, was es mit uns macht. Tatsächlich steht zu befürchten, dass uns diese Entwicklung zu immer größerer Unzufriedenheit führen muss. Weil wir zunehmend Sachverhalte identifizieren, auf die wir früher gar keinen Anspruch erhoben hätten, die uns aber inzwischen fehlen, was uns zunehmend neidisch und missgünstig werden lässt. Weil wir unsere Opfer- oder Täterkomplexe aufbauen, anreichern, negativ aufladen und immer länger und intensiver darüber brüten. Diese Kombination steuert unser Denken und unser Handeln, und zwar in einer Weise, dass wir uns immer mehr den Themen unserer Komplexe zuwenden und uns darauf fokussieren. Mit der Folge, dass die Komplexe immer weiterwachsen und sich immer stärker negativ aufladen.

Die öffentliche Haltung

Haltung zeigen! Diese Aufforderung erreicht uns mittlerweile täglich. Wir sollen Haltung zeigen gegen Rechtsextremismus und Linksextremismus, gegen Rassismus und Fremdenfeindlichkeit, wir sollen immer und überall für Friede, Freiheit und Demokratie einstehen, aber auch für Ethik und Zivilcourage, gegen Ausgrenzung und abwertende Einstellungen und natürlich gegen den Populismus. Wir sollen das schon in der Schule tun, aber auch am Arbeitsplatz, sowohl als Zuschauer als auch als Spieler im Fußballstadion. Das sagt Bundespräsident Steinmeier, das sagen fast alle Parteien, das sagt auch Kanzler Scholz, und das sagen viele, viele aktivistische Zirkel und überparteiliche Vereinigungen. Aber warum eigentlich? Wozu könnte es gut sein, Haltung zu zeigen?

Beginnen wir damit, worum es eigentlich geht. Der Begriff der Haltung ist nicht besonders gut definiert. In ihrem Buch *Haltung zeigen!* unterscheidet beispielsweise die Journalistin Anja Reschke zwischen einer »wirklichen Haltung«, womit sie »eine innere und eine äußere Verfasstheit« meint, und einer Einstellung. Welche Gründe sie hat, diese Unterscheidung in dieser Weise zu treffen, verrät sie nicht. Besonders erhellend findet Reschke die englische Übersetzung des Begriffs der Einstellung, »attitude«, der auch in der Forschung maßgeblich zur Beschreibung von Unterschieden zwischen Menschen beim Umgang mit verschiedenen Problemen Verwendung findet. »Attitude« ist nun aber auch die englische Übersetzung von »Haltung«, wodurch sich Reschkes Unterscheidung zwischen Haltung und Einstellung eigentlich erübrigt. Der Begriff des »Haltung-Zeigens« ist für sie die »mutigste« Variante der Haltung, »denn wer Haltung zeigt, tritt mit seinen inneren Grundwerten an die Öffentlichkeit und muss sich gefallen lassen, massiven Gegenwind zu spüren. Haltung zeigen bedeutet gemeinhin, sich für etwas stark zu machen, das für die Gemeinschaft von Wert ist«. Warum Reschke das glaubt, bleibt ein Geheimnis. Denn es würde ja nahelegen, dass Menschen mit weniger konsensfähigen, vielleicht sogar gemeinschaftsfeindlichen Werten und Überzeugungen keine Haltung haben können. Was natürlich vollkommen an der Realität vorbeigeht, wenn man etwa die starke Betonung der (in diesen Fällen »völkischen« bzw. »nationalsozialistischen«) Haltung in den Reden von Hitler und Goebbels berücksichtigt. Auch denen war durchaus daran gelegen, dass die Bevölkerung »Haltung zeigt« und dass sie das auch bei Gegenwind tut. Aber die insgeheime Unterstellung, dass gezeigte Haltungen notwendigerweise allen und vor allem den eigenen ethischen Maßstäben genügen, ist nicht nur naiv, sondern vollkommen unrealistisch.

Gängigeren Definitionen zufolge hat Haltung etwas mit der geistigen Grundhaltung einer Person oder ihrer Denkweise zu tun, etwas, das früher Gesinnung genannt wurde. Aus psychologischer Sicht lässt sich der Begriff der Haltung als ein Sammelbegriff für persönliche Einstellungen, Wertvorstellungen und Auffassungen verstehen, die unser Denken, vielleicht auch unser Handeln prägen. Für das Haben davon brauchen wir offenbar nicht zu sorgen, denn diejenigen, die uns auffordern, Haltung zu zeigen, wie etwa Anja Reschke, gehen davon aus, dass wir immer schon eine haben. Ob wir aber tatsächlich eine Haltung haben, ist keine triviale Frage, wie ich in meinem Buch *Gut gemeint ist nicht gerecht* erläutert habe. Denn was in der Forschung Einstellung genannt wird, ist nichts anderes als ein Begriff für wiederkehrende Muster im Verhalten einer Person. Wenn ich also, vielleicht schon als Kind, immer wieder andere Menschen in die Rippen boxe und ihnen gern ein Bein stelle, wenn ich also immer wieder Handlungen ausführe, die man im Allgemeinen als aggressiv bezeichnet, dann gelte ich als aggressiv. Wenn man mir Fragebögen vorlegt, in denen ich Fragen wie »Boxen Sie anderen schon mal in die Rippen?« oder »Stellen Sie anderen öfter mal ein Bein?« mit Ja beantworte, dann werde ich eine hohe Punktzahl in der Kategorie Aggressivität erhalten. Die diagnostische Schlussfolgerung von Fachleuten wird dann sein, dass ich eine aggressive Haltung oder Persönlichkeit habe. Daran ist gar nichts auszusetzen, solange man nicht vergisst, dass der Begriff der Haltung in diesem Zusammenhang nicht mehr ist als eine Zusammenfassung von *Beobachtungen*. Genau das wird aber in der Regel (in der öffentlichen, oft aber auch in der wissenschaftlichen Diskussion) vergessen, und so übernimmt der Begriff unversehens die Funktion einer Erklärung: Demnach verhalte ich mich also *deswegen* aggressiv, *weil* ich eine aggressive Haltung habe. Das aber ist offensichtlich eine Scheinerklärung, weil sie zirkulärer Natur ist: Sie besagt ja eigentlich nur, dass ich mich deswegen oft aggressiv verhalte, weil ich mich oft aggressiv verhalte. *Dass* ich das tue, ist natürlich wichtig zu wissen, wenn man mir zum Beispiel nachts im Park begegnet. Aber es erklärt letztlich nicht, *warum* ich solche Dinge tue. Die Psychologin würde mir nun zweifellos eine aggressive Haltung unterstellen, und sie würde recht damit haben. Aber diese Haltung existiert ja nicht unabhängig von meinem Verhalten, es ist lediglich dessen zusammenfassende Beschreibung. Die Triebfeder meines Verhaltens muss also keineswegs irgendetwas sein, was dauerhaft in mir steckt. Es wäre genauso gut möglich, dass ich immer wieder in Situationen gerate, die mich überfordern, und dass mir meine Lerngeschichte nicht viele Reaktionsmöglichkeiten auf derartige Situationen vermittelt hat. Genauso verhält es sich mit positiveren Haltungen: Wenn ich mich immer wieder für den Weltfrieden einsetze, dann muss das nicht daran liegen, dass ich über hohe ethische Ideale verfüge, die ich immer wieder öffentlich zum Ausdruck bringe. Es kann genauso gut sein, dass ich gern mit meinen Freunden mitlaufe, die Atmosphäre auf Friedensdemonstrationen gut finde, einfach nichts anderes zu tun habe oder dass ich ganz allgemein sehr konfliktscheu bin und daher Frieden für das entspannendere Konzept halte.

Tatsächlich lässt die Forderung, die eigene Haltung zu zeigen, viele Menschen ratlos zurück. Ein gutes Beispiel dafür hat die Reaktion vieler Deutscher auf den Überfall der Hamas auf Israel und den militärischen Gegenschlag Israels im Gazastreifen im November 2023 gezeigt. Zum einen zeigten diese Vorfälle ein gewisses Entfesselungspotenzial in dem Sinne, dass Übergriffe auf deutsche und in Deutschland lebende Juden und Palästinenser zunahmen. Neben den Nöten der tatsächlich Betroffenen führte das auch zu einem deutlich erhöhten Stresslevel bei den potenziell betroffenen Gruppen, die täglich mit derartigen Übergriffen rechnen mussten. Zum anderen führte dieser Konflikt aber auch vielfach zu Erklärungsnöten, die direkt aus der Forderung resultierten, öffentlich Haltung zu zeigen. So berichtete die Tagesschau-App am 11. November, dass viele in Deutschland lebende Muslime unter Rechtfertigungsdruck gesetzt werden. Längst eingebürgerte Palästinenser wurden öffentlich genötigt, ihre Haltung zum Konflikt zu bekunden. Sich für oder gegen eine der Parteien zu entscheiden. Genau diese geforderte Haltung berichteten aber nun viele der Genötigten gar nicht zu haben. Sie fänden den Konflikt schrecklich, beklagten Opfer auf beiden Seiten, aber könnten sich doch nicht durchringen, deswegen »für« oder »gegen« die eine oder andere Partei zu sein.

Der deutsche Integrationsarbeiter Ataman Yildirim etwa berichtete, dass er ständig gefragt würde, was er über den Konflikt denke, wie er als Moslem dazu stünde, auf welcher Seite er sei. Alles Fragen, denen er sich als Deutscher bislang nie stellen musste und die anderen Deutschen nicht gestellt würden. Dadurch erlebe er sich als Außenstehender, nicht Dazugehöriger. Leiter und Gründer der Organisation »180 Grad Wende« Mimoun Berrissoun gab zu bedenken, dass viele derjenigen, die plötzlich zu einer öffentlichen Haltung genötigt wurden, Angst hatten, diese zu beschreiben. Und dies vor allem deswegen, weil diese Beschreibungen oft missverstanden, falsch kategorisiert und als Anfeindungen ausgelegt würden. Tatsächlich war es in dieser Zeit beinahe unmöglich, öffentlich Mitgefühl für palästinensische Opfer zu zeigen, ohne in den Verdacht des Antisemitismus zu geraten. In Kassel wollten der katholische Pfarrer Harald Fischer und der Palästinenser Ahmed Tubail »ein Zeichen« für den Frieden und die Verständigung setzen, indem sie sich zum Wächterdienst der Kasseler Synagoge gesellten, um für den Frieden zu werben. Für Markus Hartmann, den ehemaligen Vorsitzenden der deutsch-israelischen Gesellschaft, war dies »ein unverzeihlicher Skandal«, weil dieser Besuch die Mitglieder der jüdischen Gemeinde »geradezu gedemütigt und bloßgestellt« hätte. Hartmann war von dem Besuch zwar nur durch Hörensagen unterrichtet, fand aber dennoch, dass man Tubail am besten den Zugang zum Wächterdienst verwehren solle. Die Forderung, Haltung zu zeigen, kann also Menschen in große Gewissensnöte bringen. Vielleicht, weil sie gar keine eindeutige Haltung haben, was ja bei der großen Komplexität heutiger Probleme nicht abwegig wäre, oder weil sie Angst haben, dass ihre Haltung falsch interpretiert wird. Tatsächlich sind viele öffentliche Akteure vor allem damit beschäftigt, geäußerte Haltungen anderer zu skandalisieren, statt zunächst einmal einen guten Willen zu unterstellen.

Fragen wir nun aber erst mal weiter, wer überhaupt Haltung zeigen soll. Wenn uns der Bundespräsident auffordert, Haltung zu zeigen, um den Rassisten und Antidemokraten dieser Republik entgegenzutreten, dann setzt er ja voraus, dass wir nicht zu diesen Rassisten und Antidemokraten gehören. Es sollen also keineswegs alle Bürger dieses Landes ihre Haltung zeigen, sondern nur diejenigen, die »unsere« Haltung teilen. Dies wiederum setzt voraus, dass es andere geben muss, die diese Haltung nicht teilen. Also diejenigen, denen wir unsere Haltung zeigen sollen. Was wollen wir aber dadurch erreichen, dass wir diesen anderen unsere Haltung zeigen? Denen also, die »unsere« Haltung nicht teilen. Wenn wir etwa unsere Haltung durch eine Lichterkette zum Ausdruck bringen und wenn wir diese Haltung den fremdenfeindlichen, baseballschlagenden Neonazis dieses Landes zeigen wollen, was genau wollen wir damit bezwecken? Glauben wir an die Überzeugungskraft unserer Aktion oder an die der Menge, die sich an dieser Aktion beteiligt? Glauben wir, dass sich die Neonazis die Aktion anschauen, beeindruckt sind, sich gegebenenfalls schämen und ihre eigene, ganz andere Haltung für die unsrige aufgeben? Glauben wir, dass derartige Aktionen rechtsradikale Politiker zum Umdenken motivieren? Wenn wir all das wirklich glauben würden, wären wir außerordentlich naiv, denn diese Ziele werden wir nicht erreichen. Manche werden einwenden, dass es mehr um die Solidarisierung mit den Opfern geht. Was aber genau könnte eine derartige Solidarisierung tatsächlich bewirken? Selbst wenn sich Opfer durch unsere Lichterkette für, sagen wir, zwei Stunden weniger allein fühlen, wird es ihre Angst vor den Baseballschlägern nicht wegnehmen. Dies völlig zu Recht, denn die Wahrscheinlichkeit, Aggressionen zu erfahren, nimmt ja durch die Lichterkette in keiner Weise ab. Warum sollte sie? Tatsächlich wird die Wahrscheinlichkeit aus gruppenpsychologischen Gründen zunehmen, wie ich gleich erläutern werde. Wenn aber das Zeigen unserer Haltung weder den Personen hilft, deren Situation wir durch unsere Haltung verbessern wollen, noch diejenigen beeindruckt, die diese Haltung nicht teilen, bleiben als eigentliche Adressaten eigentlich nur wir selbst übrig. Wir zeigen unsere Haltung also vor allem uns selbst. Warum das?

Aus gruppenpsychologischer Sicht ist der Antrieb, die eigene Haltung zu zeigen, tatsächlich sehr plausibel. Gemeinsame Rituale, Symbole und andere Aktivitäten stärken den Zusammenhalt innerhalb der Gruppe, was sie resistenter gegenüber Bedrohungen von außen macht. Das lässt sich nicht nur bei unseren nächsten genetischen Verwandten, den Affen, gut beobachten, sondern auch viele Stammesrituale und religiöse Praktiken machen sich die integrierende Wirkung gemeinsamer Aktivitäten zunutze. Zahlreiche Experimente konnten zeigen, dass selbst einfachste gemeinsame Tätigkeiten, wie etwa synchrones Händeklatschen, ausreichen, um den Zusammenhalt zwischen Menschen und innerhalb von Gruppen zu stärken. Aus dieser Sicht könnte man die Aufforderung, Haltung zu zeigen, als positiven Beitrag zur Stärkung der Gruppenidentität und der Widerstandskraft der eigenen Gruppe verstehen. Bedauerlicherweise hat dieser positive Effekt aber auch Kosten, und zwar für die jeweils Außenstehenden. Menschen und andere Primaten haben die starke Neigung, zwischen der eigenen Gruppe und den jeweils »anderen« zu unterscheiden und die eigenen Gruppengenossen wesentlich besser zu behandeln als Außenstehende und Andersdenkende. Genau dieser Mechanismus ist die Wurzel vieler gesellschaftlicher Probleme, die mit der Aufforderung, Haltung zu zeigen, bekämpft werden sollen. Nur wird er eben gerade durch diese Aufforderung in perfekter Weise bedient: Die Diskriminierung zwischen Menschen soll dadurch verringert werden, dass man stärker diskriminiert zwischen denjenigen, zu denen man sich selbst rechnet, und denjenigen, die eben die falsche Haltung haben. Dies wird besonders deutlich durch den kleinen Bruder der gezeigten Haltung: der klaren Kante. Auch die soll immer wieder gezeigt werden, je klarer, desto besser. Mit anderen Worten, je mehr ich anderen zeige, dass ich anders bin als sie, desto mehr soll die gesellschaftliche Aggression ab- und die Toleranz für Vielfalt zunehmen – wie etwa die Initiative haltung-zeigen.org annimmt. Für Menschen meiner Generation fällt es in diesem Zusammenhang schwer, nicht an das ironische Motto der friedensbewegten Gegner des Vietnamkriegs zu denken: »Fighting for peace is like screwing for virginity!« Die damaligen Protestierenden wollten damit aufzeigen, dass die Rechtfertigung der US-Regierung für den Vietnamkrieg (Wir kämpfen für den Frieden) schon aus logischen Gründen problematisch ist. Mit denselben logischen Problemen kämpft die Aufforderung, die Diskriminierung im Lande dadurch zu verringern, dass man die Unterschiede zwischen dem eigenen Denken und dem des politischen Gegners betont. Wenn man nicht will, dass Neonazis auf Einwanderer eindreschen, dann wird man das aber nicht dadurch erreichen, dass man dem Neonazi wiederholt deutlich macht, dass man so ganz anders denkt als er.

Das öffentliche Zeigen der eigenen Haltung hat also eine Außenwirkung, indem es die Unterschiedlichkeit der Menschen in einer Gesellschaft sichtbarer macht. Das hat Auswirkungen auf die jeweils anderen, indem es verdeutlicht, dass diese anderen eben nicht zur eigenen Gruppe gehören. Das Zeigen der eigenen Haltung definiert also immer eine Gruppe der »andersartigen«, eine Gruppe, die »nicht dazugehört«. Dies wiederum hat zahlreiche soziale Konsequenzen. Gut belegt ist etwa der Zusammenhang zwischen dem Ausmaß der gesellschaftlichen Polarisierung in Bezug auf moralisch wesentliche Haltungen einerseits und dem sozialen Vertrauen andererseits: je größer die Polarisierung in einer Gesellschaft, desto geringer das Vertrauen. Die Forderung, öffentlich mehr Haltung zu zeigen, führt also mit hoher Wahrscheinlichkeit zu einem Vertrauensverlust. Soziales Vertrauen ist wiederum das zentrale Bindemittel von Gesellschaften, sodass der Vertrauensverlust seinerseits die Polarisierung erhöht – eine problematische Spirale.

Die Innenwirkung des Zeigens der eigenen Haltung bezieht sich auf diejenigen, die die Haltung wiederholt zeigen und die sich dadurch selbst dieser Haltung vergewissern. Einige jüngere Studien haben auf der Suche nach Phänomenen dieser Art die »dunkle Seite von Moralität« aufgedeckt. Wenig überraschend zeigen etwa US-Amerikaner mit besonders hohen moralischen Wertvorstellungen besonders wenig Toleranz für untypische sexuelle Orientierungen. Aber auch im politisch linken Spektrum macht sich zunehmend Intoleranz bereit, wie etwa gegenüber offen bekennenden Anhängern politisch konservativer (nicht einmal rechtsradikaler) Parteien und Überzeugungen. Sowohl in den USA als auch in Europa sind politisch konservativ denkende Bürger zunehmend zurückhaltend, ihre Überzeugungen öffentlich zu äußern. Dies wiederum hat zu einer Unterschätzung der Anzahl von Bürgern mit einer konservativen Haltung in der Gesellschaft geführt, vor allem in linken politischen Zirkeln. Nach ihrer Haltung befragt, geben konservativ denkende immer öfter an, Angst zu haben, in eine »rechte« oder rechtsradikale »Ecke« gestellt und öffentlich diskreditiert zu werden.

Bei der Einordnung anderer Personen im vermeintlichen politischen Spektrum kommt immer häufiger das zur Anwendung, was im Englischen »Moral Grandstanding« genannt wird. Der Begriff ist schwer zu übersetzen (moralisierende Angeberei wäre eine Annäherung), aber er bezieht sich auf die Praxis, moralisierend zu argumentieren, um damit den eigenen Argumenten künstlich höheres Gewicht beizumessen. Moral wird also beim Austausch von widerstreitenden Argumenten als zusätzliche Dimension benutzt, um Gegner und gegnerische Argumente moralisch abzuwerten und die eigenen Argumente aufzuwerten. Die Neigung zum Moralisieren in diesem Sinne hängt statistisch bedeutsam zusammen mit der Neigung zur allgemeinen Polarisierung, zur Akzeptanz politisch extremer Ideologien und zur emotionalen Polarisierung: Ich beziehungsweise wir sind die Guten, die anderen sind die Schlechten. Welche Folgen das haben kann, wurde zum Beispiel in der bereits genannten Studie von Workman, Yoder und Decety untersucht. Je stärker die Versuchspersonen von einer bestimmten Haltung überzeugt waren, desto mehr stimmten sie der Forderung zu, dass man der Geltung dieser Haltung auch mit Gewalt Nachdruck verschaffen könne. Da die Autoren einen Hirnscanner einsetzten, konnten sie zeigen, dass die Aktivierung des Mandelkerns sehr gut vorhersagt, wie stark man gewalttätige Maßnahmen befürwortet: Je stärker der nämlich aktiviert war, desto eher waren die Versuchspersonen bereit, gewalttätige Maßnahmen zur Unterstützung ihrer eigenen Haltung zu tolerieren. Es gibt also einen deutlichen Zusammenhang zwischen der Flut der emotionalisierenden Trigger und der Neigung zur Gewalt.

Wir können festhalten, dass die Ermutigung zum Zeigen der eigenen Haltung oder der klaren Kante zwar gut, markig und motivierend klingen mag, aber eine ganze Reihe problematischer Folgen haben kann. Sie hat bestimmte Innenwirkungen, indem sie die eigene Haltung und auch den Zusammenhalt der eigenen Gruppe stärkt. Was wiederum zu einer Radikalisierung sowohl der eigenen Haltung als auch der Gruppenhaltung führen wird. Und sie hat bestimmte Außenwirkungen, indem sie die Unterschiedlichkeit der eigenen Gruppe zu anderen gesellschaftlichen Gruppen und Haltungen sichtbar macht und dadurch letztendlich vergrößert. Die direkte Folge ist die Radikalisierung der Haltungen sowohl innerhalb der eigenen Gruppe als auch innerhalb der

Gruppe der »anderen«, durch die eigene Haltung Ausgegrenzten, und die zunehmende Toleranz gegenüber der Durchsetzung der eigenen Haltung auch mit gewalttätigen Mitteln. Der ständige Fokus und die starke Betonung der eigenen Haltung sowie die zunehmende Beschäftigung damit in Verbindung mit der damit einhergehenden zunehmenden Radikalisierung des eigenen Denkens und Handelns macht die Bildung und ständige Aufrechterhaltung eines außerordentlich dominanten, außerordentlich negativ aufgeladenen Komplexes wahrscheinlich. Dass die Bildung dieses Komplexes sozusagen im staatlichen Auftrag geschieht, macht die psychologischen Folgen seiner Existenz für das Individuum nicht weniger problematisch.

Der autoneurotische Teufelskreis

Im vorigen Kapitel habe ich argumentiert, dass Neurosen aus drei wesentlichen Komponenten bestehen: aus der Aufmerksamkeit, die wir vor allem negativen Ereignissen zuwenden, sei es durch deren Aufdringlichkeit oder durch unser Interesse; aus der Verfügbarkeit und der Effektivität unserer Bewältigungsstrategien, mit deren Hilfe wir die Auswirkungen neurotischer Trigger mehr oder weniger gut kontrollieren können; und aus Komplexen, die durch negative Ereignisse aufgebaut und wieder und wieder aktiviert werden. In einer Welt, in der es negative Ereignisse entweder kaum gibt oder in der wir sie kaum beachten, in der wir optimale, hochgradig effektive Bewältigungsstrategien zur Verfügung haben und in der unsere Komplexe entweder ausschließlich positiv besetzt oder aber doch gering ausgeprägt und selten aktiv sind, wären wir nicht neurotisch. In dem Maße aber, in dem diese Voraussetzungen nicht zutreffen, können wir es werden. Dieses

Kapitel sollte nun zeigen, dass sich unsere Welt zunehmend in einer Weise verändert, in der diese Voraussetzungen tatsächlich immer weniger zutreffen.

Die Flut der Trigger bombardiert unsere Mandelkerne in einer Weise und in einer Frequenz, die wir bislang so noch nicht gekannt haben. Dies sehen wir noch nicht mal als Problem, sondern begrüßen viele der gesellschaftlichen Veränderungen, die zu dieser hohen Frequenz geführt haben: Wir fühlen uns empathischer, wollen uns emotional in andere zunehmend häufig einfühlen, denken, dass dies alles das gegenseitige Verständnis fördert, und schätzen Emotionen und emotional stimulierende Informationen als willkommene, wichtige Bereicherung unserer Einsicht in die Zusammenhänge dieser Welt. Gleichzeitig sind wir immer weniger damit beschäftigt, effektive Bewältigungsstrategien aufzubauen. Zumindest Männer waren früher stereotypisch so »hart« wie der Marlboro-Mann, und in seinem Lied »Männer« beschrieb Herbert Grönemeyer den klischeehaften Mann als jemanden mit Muskeln, der furchtbar stark ist, alles kann, ein einsamer Streiter ist, der durch jede Wand geht. Dieses Klischee hat viele Schattenseiten, und viele werden sich einig sein, dass nur wenige Männer in der Realität genauso sein wollen oder können. Aber das Ideal der Abgebrühtheit und Härte stellt eine sehr effektive Bewältigungsstrategie dar, deren Effektivität man durch die Emotionalisierung des Männer-Stereotyps systematisch untergraben hat. Der Ausgewogenheit halber sei betont, dass auch Frauen entsprechende »toughe« Rollenmodelle zur Verfügung stehen, wenn man etwa an Barbara Stanwyck und Doro Pesch oder die Kunstfiguren Emma Peel und Jackie Brown denkt – aber auch die haben momentan keine Konjunktur. Die Rehabilitierung des Bauchgefühls, die ständige Moralisierung in der öffentlichen Diskussion und der hohe moralische Anspruch an individuelles Verhalten, die dauernde Betonung der Bedeutung von Empathie und der Authentizität für die Wahrheitsfindung haben trotz ihrer unterschiedlichen Entstehungsgeschichte alle dieselbe Wirkung: Sie erhöhen systematisch die Aufmerksamkeit gegenüber emotionaler Information und machen uns mehr und nicht weniger anfällig für die Flut der emotionalen Trigger, für die ständige Aktivierung unseres Mandelkerns. Mit anderen Worten, die systematische Veränderung des sozialen Klimas hat dem Aufbau effektiver Bewältigungsstrategien im Umgang mit emotionaler Information entgegengewirkt – ob das nun beabsichtigt gewesen sein mag oder nicht.

Gleichzeitig haben wir immer mehr negativ gefärbte Komplexe erworben. Komplexe also, die durch geeignete emotionale Trigger immer wieder aktiviert werden, und dies immer weniger gehemmt durch verfügbare Bewältigungsstrategien. Diese negativ gefärbten Komplexe nehmen damit einen immer stärkeren Teil unseres Bewusstseins ein, was sowohl für den Umfang gilt als auch für ihre Verweildauer. Wir denken also immer mehr, immer länger und immer öfter über negative Dinge nach. Auch unbewusste Prozesse sind davon betroffen, sodass beispielsweise immer weniger Dopamin ausgeschüttet werden wird, was mit immer weniger Glücksempfindungen verbunden ist. Das Ausmaß und die Verweildauer negativen Gedankenguts in unserem Bewusstsein bestimmt aber das Ausmaß, in dem unser Denken und Handeln dem gleicht, was wir normalerweise nur bei psychiatrischen Fällen vermuten. Das zunehmend dauerhaft aktivierte negative Gedankengut wird also unser gedankliches und offenes Verhalten so beeinflussen, dass wir immer mehr depressive Neigungen, zwanghaftes, ich-bezogenes, wenn nicht narzisstisches, impulsives, unter Umständen auch gewalttätiges Verhalten an den Tag legen.

Wenn es sich dabei um gelegentliche »Black-outs« handeln würde, wenn wir also nur manchmal kurzzeitig überfordert wären, müssten wir uns über all dies keine allzu großen Sorgen machen. Kleinere Herausforderungen, Erregungen, Belastungen, das habe ich bereits erörtert, können durchaus motivierend auf viele Menschen wirken. Wenn Sie kurzzeitig belastet werden, wenn eine geplante Handlung mittendrin unterbrochen wird oder wenn Sie auf ein unerwartetes Hindernis stoßen, dann schüttet Ihr Körper Hormone aus, die Ihre Leistungsfähigkeit erhöhen. Das ist die natürliche Funktion von Stress, und kurzzeitiger Stress ist etwas, womit unser Körper ziemlich gut umgehen kann. Seine Leistungsfähigkeit ist oft ausreichend, um die aufgetretenen Probleme zu überwinden, sodass die angestrebten Ziele auch tatsächlich erreicht werden können. Die Hormonausschüttung führt nämlich zur Fokussierung auf das momentane Problem und zur Erhöhung der Anstrengung, um es zu überwinden. Dies geht mit einer Umschichtung der verfügbaren geistigen Ressourcen einher und geht zulasten von Informationen, die nicht unbedingt nötig für die Problembekämpfung sind. Ihr geistiger Horizont schränkt sich also drastisch ein, und Ihre Verhaltensweisen beschränken sich auf hoch überlernte Routinen. Sie werden vorübergehend zum »Gewohnheitstier« und sind für komplexere, kreativere Ideen nicht mehr zu haben. Situationen dieser Art sind uns allen schon einmal begegnet, und wir sind in der Regel gut damit umgegangen. Wenn die Herausforderungen aber zunehmen und für lange Zeit anhalten, dann ist auch unsere eigentlich sehr effektive Stressfunktion überfordert, sowohl körperlich als auch geistig. Und genau das ist bei den diskutierten Veränderungen unseres gesellschaftlichen Klimas der Fall. Wenn wir also von depressiven Neigungen, zwanghaftem, ich-bezogenem, narzisstischem, impulsivem und gewalttätigem Verhalten reden, dann reden wir von etwas, was nicht vorübergehend ist und nicht so bald verschwinden, sondern eher zunehmen wird.

Natürlich sind wir davon nicht alle in genau der gleichen Weise betroffen. Nicht alle sind gleichermaßen empfindlich für das Zusammenspiel der emotionalen Trigger, der ineffektiven Bewältigungsstrategien und der Fülle von negativ gefärbten Komplexen. Unsere Mandelkerne sind unterschiedlich empfindlich, und so sind manche von uns schon jetzt häufig überfordert, während andere noch sehr viel mehr Sensationsmeldungen vertragen können. Manche haben trotz aller Veränderungen des sozialen Klimas dennoch relativ effektive Bewältigungsstrategien erworben, manche sind dem Zeitgeist weniger stark gefolgt als andere, und manche haben viel mehr positive als negative Komplexe. Aber im Mittel bewegen wir uns doch als Gesellschaft in dieselbe Richtung, die uns mindestens an unsere Grenzen bringt oder doch bald bringen wird. Dabei möchte ich nachdrücklich betonen, dass ich an dieser Stelle keine der gesellschaftlichen Entwicklungen in irgendeiner Weise abschließend bewerten möchte. Wir können all das, was ich hier diskutiert habe, gemeinsam wollen, selbst wenn es Nachteile haben kann und wird. Dennoch müssen wir wissen, was wir da tun, und ich habe bislang nicht den Eindruck, dass dies der Fall ist. Denn wir spielen mit unserer geistigen Gesundheit. Was können wir also tun?

Wie werden wir unsere Neurosen wieder los?

Das vorige Kapitel habe ich der Frage gewidmet, welche gesellschaftlichen Veränderungen für die Zunahme der Neurotizität unserer Gesellschaft verantwortlich sein könnten. Selbst wenn man meiner Diagnose folgt und selbst wenn man die aus diesen Veränderungen resultierende Bedrohung unserer geistigen Gesundheit bedenklich findet, muss man nicht unbedingt auf Abhilfe drängen. Der Soziologe Norbert Elias hat die Kulturgeschichte durch die systematische Erhöhung unserer Sensibilität charakterisiert. Während Menschen im Mittelalter in aller Seelenruhe dabei zugesehen haben, wie andere gefoltert, geköpft, gevierteilt, geteert und gefedert wurden, und sich andere in aller Sorgfalt der Ausführung dieser Tätigkeiten widmeten, würden uns Anblicke dieser Art heutzutage schockieren, manche wahrscheinlich »traumatisieren«. Wir sind also ohne Zweifel empfindlicher geworden, und so ganz würden wir dieses Rad sicher nicht zurückdrehen wollen. Es ließe sich also durchaus argumentieren, dass unsere Neurosen den Preis dafür darstellen, dass wir uns als Gesellschaft verfeinern, sensibler werden und dadurch notwendigerweise auch empfindlicher. Und manche sind vielleicht bereit, diesen Preis zu zahlen. Dagegen lässt sich nichts sagen, und ich wäre der Letzte, der diese Menschen von dieser Haltung abbringen möchte. Wenn Sie also nur an der Diagnose dieses Buches interessiert gewesen sind und nicht an möglichen Therapien, sollten Sie dessen Lektüre jetzt beenden.

Wenn Sie aber nicht zu diesen Menschen gehören, werden Sie wahrscheinlich fragen, was man denn tun könnte. Es gibt kaum historische Beispiele dafür, dass es gelungen wäre, soziale Entwicklungen vollständig zurückzudrehen. Es macht also wenig Sinn, sich zu wünschen, dass all das nicht so geschehen wäre und dass wir es doch wieder so haben wollen wie vor 30 Jahren. Damals war die Welt eine andere, und auf viele Errungenschaften seit dieser Zeit möchte niemand verzichten. Wenn man also über Lösungen nachdenkt, ist es wichtig, realistisch zu bleiben. Was können wir ganz realistisch gesehen jetzt noch tun? Darüber kann man auf zwei verschiedenen Ebenen nachdenken. Die erste ist die individuelle. Was können Sie ganz konkret tun, um nicht noch mehr neurotisch zu werden beziehungsweise Ihre neurotischen Neigungen wieder abzustellen? Nun bin ich kein Psychotherapeut und möchte meinen Kollegen nicht ins Handwerk pfuschen. Dies ist deswegen kein Selbsthilfebuch. Dennoch gibt es Hinweise aus der psychologischen Forschung, welche Arten des Umgehens mit sich selbst nützlich sind, um mit den drei Komponenten von Neurosen sorgsam umzugehen. Ein paar Techniken werde ich im Weiteren direkt oder indirekt ansprechen, aber mein Schwerpunkt wird ein anderer sein. Denn die zweite Ebene, auf der man sich mit Lösungen beschäftigen kann, ist die gesellschaftliche. Auch hier möchte ich vor übertriebenen Hoffnungen warnen: Ich bin kein Politiker, wäre auch kein guter und möchte keiner werden. Wenn Sie also politische Strategien von mir erwarten, dann muss ich Sie enttäuschen. Das Einzige, was ich mir zutraue, ist die allgemeine Beschreibung möglicher Herangehensweisen aus psychologischer Sicht. Wie können wir über die genannten Probleme nachdenken, und dies in einer Weise, die uns im Durchschnitt weniger neurotisch macht? Zu dieser Frage möchte ich im Folgenden drei Überlegungen anbieten.

Neue Sachlichkeit

Das vielleicht schwierigste Problem im Umgang mit unserer neurotisierenden Umwelt betrifft die Bilderstürme, die Flut der emotionalisierenden Trigger. Natürlich wäre es hilfreich, wenn Journalisten ein Einsehen hätten, sich ihrer sachlichen Berichtspflicht erinnerten und sich ihre Vorliebe für emotionalisierte Botschaften abgewöhnen würden. Damit ist aber nicht zu rechnen. Wie bereits erörtert, hat die zunehmende Emotionalisierung der Medien und ihrer Kommunikationsformen konkrete Gründe: Journalistische Beiträge konkurrieren um Klicks, aktivistische Gruppen stehen im Wettbewerb um Aufmerksamkeit, und alle wollen die Ersten sein. Solange das so ist, wäre es abwegig, von den Betroffenen Mäßigung zu erwarten. Medienschaffende optimieren ihre Verhaltensweisen im Lichte der bestehenden Belohnungspläne; was belohnt wird, werden sie tun. Sicher bleibt uns in dieser Situation der Rückzug. Wir können unsere Zeitungen abbestellen, keine Tagesschau mehr sehen, vielleicht sogar auf alle Newskanäle verzichten. Viele Rentner leben so, und sie leben in Frieden. Auch ich habe in den 1980ern hauptsächlich auf diese Art gelebt. Seit dem Abtritt von Helmut Schmidt und der Machtübernahme durch Helmut Kohl und der zunehmend konservativen Politik in vielen Bundesländern war ich der Politik schlichtweg überdrüssig, und da dasselbe für das Fernsehprogramm zutraf, hatte ich noch nicht mal einen Fernseher. Die lokale Tageszeitung fand ich hauptsächlich wegen der Konzerte und der Sportseiten interessant, und ich muss sagen, dass mir dies ein ausgesprochen entspanntes Leben beschert hat. Was man nicht weiß, macht einen nicht heiß.

Aber nicht alle wollen so leben. Stattdessen könnten wir uns zumindest zeitweise dadurch Entspannung gönnen, indem wir uns vor den möglichen emotionalen Triggern schützen. Für genau diesen Zweck sind die Focus- oder Schlaffunktionen unserer Smartphones entwickelt worden, und schon die Gewohnheit, zwei Stunden vor dem Schlafengehen keine Nachrichten mehr zu konsumieren, hat vielen die Nachtruhe gerettet. Eine andere Alternative, die unserer Neugier noch besser entspricht, könnte in dem Versuch bestehen, etwas an den Belohnungsplänen derjenigen zu verändern, die emotionale Trigger produzieren. Wir kennen verschiedene Arten von Kennzeichnungspflichten bei Lebensmitteln, wie etwa bezüglich des Zuckergehalts oder des ökologischen Fußabdrucks, und bei anderen Produkten, wie etwa bezüglich des Stromverbrauchs von Kühlschränken. Kennzeichnungen dieser Art dienen Kunden zur Orientierung. Manche werden weiterhin andere Kriterien bevorzugen und ihre Lebensmittel nach dem Preis oder dem Prestige aussuchen. Aber wer mag und wer das wichtig findet, kann sich die verfügbaren Kennzeichnungen zunutze machen. Dasselbe Prinzip könnten wir auf Medien anwenden. Ich habe ein Beispiel dafür genannt, wie man mithilfe von künstlicher Intelligenz (dem Programm ChatGPT) den emotionalen Gehalt von Nachrichten ermitteln und sogar verändern kann. Diese Fähigkeit könnten wir intensiv nutzen. Wir könnten künstliche Intelligenz einsetzen, um Zeitungen, Fernsehsender oder auch bestimmte Serien oder Programme danach zu beurteilen, wie stark sie emotionalisieren. Sie könnten dementsprechende Punktzahlen erhalten, die an bestimmten Orten wie etwa dem Fernsehprogramm oder im Internet ausgewiesen werden müssen. Die sogenannten Triggerwarnungen in manchen Theaterprogrammen geben einen Vorgeschmack, wie das funktionieren könnte, nur dass die in der Regel sehr subjektiv erstellt werden und sich auf die dramatischen Aspekte von Theaterstücken beschränken. In manchen Fällen könnten Kunden mithilfe derartiger Kennzeichnungen ihren emotionalen Zustand hochregulieren, zum Beispiel durch die Auswahl besonders anrührender Krankenhausserien. Manche Jugendliche wenden diese Logik heute schon an, indem sie vor allem Musik hören, deren Texte durch das Parental Advisory Etikett als »für Jugendliche ungeeignet« ausgewiesen wird. In anderen Fällen, wie etwa bei der Auswahl seriöser Nachrichtendienste, könnten diese Kennzeichnungen zur negativen Selektion benutzt werden. Dies verschafft den betreffenden Medien durchaus auch ein Werbepotenzial, denn sie könnten ihre Seriosität nun objektiv quantifizieren, zumindest hinsichtlich der Sachlichkeit ihrer Berichterstattung. Und sie könnten sich auch selbst regulieren und lernen, übertriebene Emotionalisierung zu vermeiden. Auch politische Talkshows wären ein sehr interessantes Ziel dieser Kennzeichnungspflicht.

Bereits die Tatsache, dass man über das Ausmaß von Emotionalisierung spricht und dass es quantifizierbar wäre, könnte helfen, einer neuen Sachlichkeit Vorschub zu leisten. Wir könnten lernen, dass es vielleicht doch manchmal eine gute Sache ist, wenn man erst mal bis zehn zählt, bevor man aus der Haut fährt. Auch in den sozialen Medien könnte die Quantifizierung der Emotionalität große Dienste leisten. Bereits vor dem Absenden würden die Verfasser von Hassbotschaften Rückmeldung darüber erhalten, dass sie nun vielleicht ein bisschen zu sehr emotional unterwegs sind und sie zur Mäßigung einladen. Nichts befördert das Lernen so sehr wie unmittelbare Rückmeldung. Vor allem wenn sie nicht durch Personen geschieht, sondern durch Systeme, denen man keine Voreingenommenheit vorwerfen kann. Wir würden also neue Möglichkeiten für den Erwerb von Selbstregulation schaffen und dies in einer Weise, die kostengünstig und ohne großen Aufwand implementierbar wäre. Wir könnten uns selbst Emotionalisierungsdiäten und betont-sachliche Auszeiten gönnen in Zeiten der kurz- oder langfristigen gefühlsmäßigen Überforderung. Wir könnten lernen, dass Einsicht in die Gründe der anderen mindestens genauso gut ist wie Empathie. Dass es wichtiger und hilfreicher ist, etwas über das Leben anderer zu wissen und etwas davon zu verstehen, als ihr Leid sprichwörtlich zu teilen. Wir könnten gemeinsam die Erfahrung machen, dass uns die sachliche Auseinandersetzung mit den Problemen anderer mehr zusammenbringt als die ständige Empörung. Machen wir also die Quellen unserer emotionalen Überforderungen sichtbar!

Dem Zweifel eine Chance

Der Zweifel hat einen bemerkenswert schlechten Ruf. Viele Alltagsweisheiten ermutigen uns, uns über ihn hinwegzusetzen, wie etwa: »Wenn du Zweifel hegst, bevor du mit einer Sache beginnst, siegt immer die Bequemlichkeit« oder gar »Wenn der Glaube den Zweifel besiegt, dann ist er der Wahrheit meistens sehr nahe«. Es ist dieser Geist, der uns ermutigt, Haltung zu zeigen. Denn eine »klare Kante« kann ja nur der zeigen, der keine Zweifel mehr hat. Wenn aber die Probleme unserer Gegenwart zunehmend komplexer und unübersichtlicher werden, scheint es wenig realistisch, dass sie sich durch klare, eindeutige Haltungen und einfache Antworten lösen lassen. Komplexe Probleme benötigen oft mehr Denkanstrengung als Bauchgefühl, und gute Lösungen sind oft kompliziert und widersprüchlich.

Zweifel ist ein Maß für den Grad der Überzeugung, mit dem wir an unsere Haltung glauben. Je stärker die Überzeugung, desto geringer der Zweifel, und umgekehrt. Die Psychologen Justin Kruger und David Dunning konnten nachweisen, dass wir uns unserer Haltung umso sicherer sind, je weniger wir über den Bereich wissen, auf den sich die Haltung bezieht. Das klingt vielleicht paradox, macht aber durchaus Sinn. Denn je mehr man von einer Sache versteht, je mehr man über sie weiß, desto besser versteht man ihre Komplexität und desto besser kann man sie aus verschiedenen Perspektiven betrachten. In der Wissenschaft ist das ein gängiges Phänomen: Je länger sich Forscher mit einem bestimmten Sachverhalt beschäftigen, desto mehr unterschiedliche Theorien entstehen. Auf den ersten Blick erscheint das merkwürdig, denn jede weitere Untersuchung sollte doch eigentlich mehr Klarheit schaffen, größere Sicherheit in der Einschätzung des Sachverhalts nach sich ziehen. Tatsächlich zeigen Untersuchungen jedoch oft, dass der untersuchte Sachverhalt komplizierter ist, als man sich das zunächst hatte vorstellen können. Deswegen werden Theorien über die Zeit auch zunehmend komplizierter, umfangreicher und vielfältiger, denn die Komplexität der Theorien muss ja der Komplexität der Sachverhalte einigermaßen entsprechen.

Die Ermutigung von Bürgern, möglichst sofort eine möglichst klare Haltung zu haben, ist also genau das Gegenteil von dem, was uns die Wissenschaft über Jahrhunderte gelehrt hat. Sie widerspricht auch durchaus unserem Alltag. Denn wenn wir die Wahl zwischen zwei Ärzten hätten, von denen der eine seine Diagnose sofort und spontan, der andere aber erst nach mehrtägigen Tests gestellt hat, würden sich viele doch für den zweiten entscheiden. Wenn es also wirklich drauf ankommt, dann verstehen wir sehr gut, dass ein gutes Urteil umfangreiches Wissen und eine langfristige Beschäftigung mit dem entsprechenden Thema voraussetzt. Wie kommen wir also auf die Idee, dass man wirklich gute, vernünftige Haltungen sofort und möglichst ohne viel Nachdenken einnehmen kann, wie Anja Reschke das nahelegt? Die Antwort darauf könnte etwas mit dem vermuteten Charakter der Haltung zu tun haben. Im Unterschied zu fachlichen Urteilen messen wir dem, was der Bundespräsident Haltung nennt, eine viel stärkere moralische Wertigkeit zu. Von der Haltung, die wir zeigen sollen, wird angenommen, dass sie unsere innerste Moralität widerspiegelt – was immer das sein mag. Wenn sie das täte, dann bräuchten wir tatsächlich nicht lange über sie nachzudenken, sondern sie wäre in gewissem Sinne immer schon da.

Wie bereits erläutert, treffen Menschen moralische Urteile aus dem Bauch heraus, also ohne jede rationale Zensur. Wenn Sie Ihre Haltungen in genau derselben Weise bestimmen, dann wäre tatsächlich kein Platz für Wissen, Einsicht oder Erfahrung, sondern Sie wüssten intuitiv, was das Richtige ist. Um diese Haltung scheint es dem Bundespräsidenten zu gehen. Nun lässt sich aber fragen, ob Haltungen zu derart komplexen Fragen wie etwa dem Konflikt zwischen Israel und der Hamas dann gut sind, wenn sie direkt aus dem Bauch kommen. Schließlich sind aus demselben Bauch auch die festen Überzeugungen gekommen, dass rothaarige Frauen gefährlich sind und Hexen verbrannt gehören, dass der Franzmann unser Erzfeind ist und dass am deutschen Wesen die Welt genesen müsse. Aus diesem Bauch ist die Begeisterung für den »totalen Krieg« gekommen, den Goebbels gegen diese Welt führen wollte. Selbst wenn also unser Bauchgefühl manchmal die richtige Antwort bei einer Rateschau identifizieren kann, ist es doch für den Alltag kein wirklich verlässlicher Ratgeber. Wenn wir überhaupt nichts über ein Thema wissen, dann bleibt das Bauchgefühl vielleicht als letzte Bastion. Aber wirklich gute Entscheidungen benötigen in der Regel Expertise und Erfahrung und eine sachliche Analyse der verfügbaren Evidenz. Je umfangreicher diese Expertise und Erfahrung, desto besser verstehen wir die Komplexität eines Problems und desto mehr Lösungsvorschläge können wir entwickeln.

Je mehr Lösungsvorschläge wir aber bedenken können, desto größer müssen unsere Zweifel sein. Eine der ältesten Gesetzmäßigkeiten der wissenschaftlichen Psychologie – das sogenannte Hicksche Gesetz – besteht in der Beobachtung, dass die Reaktionszeit in einer Aufgabe mit der Anzahl der verfügbaren Alternativen systematisch zunimmt. Je mehr Optionen wir bedenken können, desto größer ist notwendigerweise unsere Entscheidungsunsicherheit und desto länger dauert es, die richtige Option oder zumindest eine der Optionen auszuwählen. Sie werden diesem Phänomen beim Einkauf oder im Restaurant schon oft begegnet sein: Je mehr Schuhe das Geschäft vorrätig hat und je mehr verschiedene Frühstücke der Laden anbietet, desto mehr Zeit braucht Ihre Entscheidung. Eine ebenso robuste psychologische Gesetzmäßigkeit besagt, dass die Reaktionszeit in einem umgekehrten Verhältnis zur Fehlerhaftigkeit unserer Entscheidungen steht: Je schneller wir reagieren, desto mehr Fehler machen wir, und je länger wir mit unserer Entscheidung warten, desto richtiger werden wir liegen. Auch Beispiele dafür finden sich zuhauf im Alltag, und deshalb sagt der Volksmund auch ganz zutreffend: »Eile mit Weile.« Diese zwei Gesetzmäßigkeiten lassen sich offenkundig auch auf Haltungen anwenden: Je schneller ich die entwickle und je weniger Informationen ich dafür zurate ziehe, desto höher muss die Wahrscheinlichkeit sein, dass die Haltung falsch ist und den Gegebenheiten nur unzureichend entspricht. Langsam entwickelte Haltungen sind also die besseren. Solange eine Haltung sich entwickelt und versucht, sich an die Realitäten anzupassen, ist Zweifel die wesentlich vernünftigere Reaktion als Überzeugung und Selbstüberschätzung – wie Kruger und Dunning uns eindrücklich gezeigt haben.

Der Zweifel braucht sich in diesem Zusammenhang weder gegen uns selbst noch gegen den Prozess der Wahrheitsfindung zu richten, sondern nur auf mögliche, vor allem auf vorschnelle Lösungen. Selbstzweifel sind also keine Therapie, aber eine unablässige Skepsis, ob die momentane Einschätzung einer Lage tatsächlich die richtige und die endgültige ist, erhöht die Qualität der entwickelten Haltung und der daraus resultierenden Meinung. Auch Wissenschaftler mögen ihre Theorien und finden sie richtig, aber sie bleiben dennoch stets an Informationen interessiert, die diesen Theorien widersprechen. Sie führen sogar unablässig Experimente mit dem Ziel durch, die eigene Theorie unter den herausforderndsten Bedingungen auf die Probe zu stellen. Je häufiger eine Theorie diese Herausforderungen überlebt, desto wahrer wird sie in den Augen der wissenschaftlichen Gemeinschaft. Denn jeder erfolgreiche Umgang mit einem scheinbaren oder tatsächlichen Widerspruch macht eine Theorie besser und realistischer. Warum sollten wir mit unseren Haltungen anders verfahren?

Ein Hindernis auf diesem Weg ist unsere Wertschätzung für Beharrungsvermögen. Während Wissenschaftler, die beim Auftauchen neuer, unerwarteter Fakten ihre eigenen Ausgangspunkte kritisch hinterfragen, als besonders überzeugend, als besonders wissenschaftlich gelten, beurteilen wir Politiker ganz anders. Bei denen möchten wir unbedingt, dass sie morgen noch dasselbe sagen wie gestern. Haltungen finden wir dann besonders überzeugend, wenn sie sich nicht an neue Faktenlagen anpassen. In dem Maße, in dem Politiker immun gegenüber neuen Fakten sind, finden wir sie vertrauenswürdig und wählbar. Politikern, die ihre Haltungen zu wichtigen Fragen verändern, begegnen wir hingegen mit Skepsis und vermuten, sie hängten ihr Fähnlein nach dem Wind. Beharrungsvermögen überzeugt uns, Flexibilität finden wir verdächtig. Wirklich erfolgreiche Politiker haben aber die Fähigkeit, sehr flexibel auf neue Situationen zu reagieren. Konrad Adenauer war bekannt für sein Motto »was kümmert mich mein Geschwätz von gestern«, wenn er von Journalisten auf Änderungen seiner Meinung angesprochen wurde. Angela Merkel war in politisch wichtigen Situationen immer in der Lage, auch ganz grundlegende Haltungen zu verändern, wie etwa im Zusammenhang mit der Atomkraft. Auch in politischen Zusammenhängen wären wir also gut beraten, dem Zweifel mehr Raum zu geben, ihn mehr wertzuschätzen und als Mittel zur intelligenten Anpassung an veränderte Faktenlagen zu verstehen – statt als Verkauf der eigenen Werte.

Eine größere Wertschätzung des Zweifels könnte uns auch helfen, mit moralischen Kontroversen konstruktiver umzugehen. Wie der Philosoph Marcus Arvan herausgearbeitet hat, folgt unser Umgang mit moralischen Fragen in der Regel einem »Entdeckungsmodell«. Wir gehen bei diesen Fragen also davon aus, dass es irgendwo, entweder ganz tief in unseren Intuitionen oder unserem Bauch oder in unseren ethischen Überzeugungen, eine verborgene Wahrheit gibt, die es bloß zu entdecken gilt. Ist sie einmal entdeckt, wird plötzlich und »alternativlos« klar, was zu tun ist. So fühlen Gegner der Abtreibung ganz stark in sich die Überzeugung, dass Abtreibung Mord ist und dass das Tötungsverbot die tiefste Wahrheit unseres Daseins darstellt. Während Befürworter der Abtreibung keinen Zweifel haben, dass das Selbstbestimmungsrecht der Mutter die fundamentale Basis für unser soziales Miteinander abgibt. Ein anderes Beispiel von Arvan bezieht sich auf den jüngst erst wieder aufgeflammten Konflikt zwischen Israel und Palästina beziehungsweise der Hamas. Um eine Haltung in diesem Konflikt zu entwickeln, graben viele tief in ihrem Gefühlsleben und ihren ethischen Wertvorstellungen, um dann einzuschätzen, welche der Parteien recht und welche unrecht hat. Die einen werden schlussfolgern, dass Israel unrechtmäßig palästinensisches Land besetzt hat, während die anderen das Recht Israels zur Selbstverteidigung betonen werden und die Tatsache, dass der Landbesitz Israels auch ein Ergebnis der kriegerischen Angriffe durch Palästinenser darstellt. Derjenige, dem diese Erwägungen die größere Schuld zuordnen, wird dann unrecht haben und auf der »falschen Seite« stehen.

Sowohl im Falle der Abtreibung als auch im Falle des nahöstlichen Konfliktes gibt es aber nun keine logische, keine intellektuell bestimmbare Lösung der Kontroverse. Es ist schlichtweg nicht vorstellbar, dass irgendjemand irgendwie und irgendwo ein Argument finden wird, das beide Parteien überzeugt. Zumal es auch schwer zu verstehen wäre, warum nun zufällig alle Angehörigen der einen Partei vollkommen recht haben sollten und im alleinigen Besitz der verfügbaren Vernunft und der angemessenen Handlungsweise sind. Während alle Angehörigen der anderen Partei zufällig völlig falschliegen, ausschließlich Unsinn erzählen und die völlig falschen Dinge tun. Nun ist es natürlich schwierig, rein philosophisch oder irgendwie anders zu belegen, dass das Entdeckungsmodell der Moralität entsprechend irgendwelcher Kriterien richtig oder falsch ist. Denn welche Kriterien könnten das sein? Die meisten Menschen werden das Entdeckungsmodell auch ohne Kriterien richtig finden, und jede Kritik daran abwegig. Aber es bringt uns gesellschaftlich nicht weiter. Arvan argumentiert daher sehr überzeugend, dass die Anwendung des Entdeckungsmodells notwendigerweise zu Spaltungen der betroffenen Gesellschaften führt, wie man das in den USA der letzten 20 Jahre auch sehr gut verfolgen kann.

Als interessante Alternative schlägt Arvan ein »Verhandlungsmodell« vor. Auch für dieses Modell findet er keine letzte Begründung, die alle möglichen Parteien notwendigerweise überzeugen muss. Aber er argumentiert zu Recht, dass die Verwendung dieses Modells zu besseren gesellschaftlichen Lösungen führen kann. Und vor allem zu Lösungen, die gesellschaftliche Parteien wieder zueinander führen können, statt sie immer weiter zu spalten. Das Verhandlungsmodell geht davon aus, dass man moralische und anderweitige Haltungen und Auffassungen der verschiedenen Parteien ernst nehmen kann, auch wenn man an einer Letztbegründung zweifelt. Auch wenn wir zum Beispiel glauben, dass Abtreibung kein Fall von Kindesmord darstellt, können wir doch respektieren, dass sich das für andere Menschen so darstellt. Und auch wenn wir glauben, dass es sich dabei sehr wohl um Kindesmord handelt, können wir einräumen, dass vernünftige Menschen auch zu anderen Schlussfolgerungen kommen können. Mit anderen Worten, wir können Konflikte entmoralisieren, sodass sie zu reinen Interessenskonflikten werden. Wie man mit Interessenskonflikten umgeht, wissen wir, denn Politik ist ja nichts anderes als die Regelung gesellschaftlicher Interessenskonflikte. Das Verhandlungsmodell nimmt also alle Parteien in gleicher Weise ernst und versucht nicht, die eine oder andere Seite zu diskreditieren, wie etwa durch »Moral Grandstanding«. Auch bei dieser Art der Konfliktlösung spielt der Zweifel eine gewichtige Rolle: der Zweifel nämlich, dass die persönlichen Empfindungen, so ernst man sie auch immer nehmen mag, nicht von allen Menschen geteilt werden könnten, ohne dass es sich bei diesen anderen Menschen allesamt um Idioten handelt.

Kurzum, wir könnten gut daran tun, dem Zweifel eine gewichtigere Rolle in unserem Alltagsleben einzuräumen. Lernen wir wieder, ihn als Ausdruck eines kritischen Geistes zu verstehen, der den Bürgern des Landes der Dichter und Denker gut zu Gesicht stehen würde. Lernen wir auch, den schnellen Gewissheiten zu misstrauen, und versuchen wir, die Komplexität unserer Haltungen der Komplexität der Probleme in unserer heutigen Welt anzupassen. Nehmen wir uns Zeit, um unsere Haltungen zu entwickeln, und respektieren wir Mitmenschen, die diese Haltung nicht teilen. Nicht alle ihre Gründe müssen unvernünftig, nicht alle ihre Überlegungen abwegig sein. Umgekehrt müssen nicht alle unsere eigenen Gründe vernünftig und nicht alle unsere Überlegungen wirklich plausibel sein. Bleiben wir skeptisch gegenüber unseren Bauchgefühlen, und lernen wir, diese Skepsis nicht als Schwäche oder als fehlende »Authentizität«, sondern als intelligente Überlebensstrategie zu sehen. Persönlich habe ich diese Strategie über die Jahre als außerordentlich beruhigend erfahren. Tatsächlich erspart man sich eine ganze Menge von unnötigem Stress, wenn man realisiert und offen zugibt, dass man nicht über alles hinreichend Bescheid weiß und nicht zu allem eine fundierte Meinung haben kann und muss. Denn ohne Fundament haben Meinungen keinerlei Wert, und Haltungen können das für eine fundierte Meinung erforderliche Wissen nicht ersetzen.

Lust auf Diversität

Im Gegensatz zum Zweifel hat die Diversität, also die Vielfalt, eine besonders gute Presse in der heutigen Zeit. Überall ist von ihr die Rede: in der Politik, in der Wirtschaft und in der Schule, und selbst das Call-Center bei mir um die Ecke betont in seinem Schaufenster sein Interesse an Diversität. Der Grund dafür hat mit der sogenannten Identitätspolitik zu tun. Diese Politik fordert mehr soziale Gerechtigkeit in dem Sinne, dass Macht und Ressourcen repräsentativer über die Gruppen verteilt werden sollten, die sich durch äußerliche Merkmale, wie Geschlecht oder Hautfarbe, oder durch bestimmte Orientierungen definieren, zum Beispiel sexueller Natur. Sie fordert auch eine größere Offenheit gegenüber dieser Art von Diversität und verwendet immer wieder »Moral Grandstanding«, um ihrem Anliegen Nachdruck zu verschaffen. Skeptiker, Andersdenkende und politische Gegner werden wahlweise als rechts, rechtsradikal, Querdenker, als Rassisten und/oder Nazis gebrandmarkt. Interessanterweise geht dieser große Enthusiasmus für die Diversität der *Identitäten* mit einer weitgehenden Ablehnung der Diversität der *Gedanken* einher. So findet Rebekah Bastian in *Forbes*, dass wir aufhören sollten, über gedankliche Diversität zu reden. Weil das nämlich bloß von den eigentlichen Zielen, nämlich der Implementierung und Propagierung der sogenannten DEI-Werte (diversity, equity, inclusion), ablenken würde. Anne Graefer erläutert auf *genderiq.de*, dass die starke Propagierung der gedanklichen Diversität ein Trick der herrschenden weißen Männer sei, die DEI-Kampagne zu unterlaufen, letztlich zu verhindern und unangenehme politische Diskussionen zu vermeiden. Identitätspolitische Denker sehen also eine direkte Verbindung zwischen einem Interesse an gedanklicher Vielfalt und der gesellschaftspolitischen Konterrevolution.

Als Antwort auf diese identitätspolitischen Kampagnen haben sich in den USA Vereinigungen wie FIRE (Foundation for Individual Rights in Expression) und Heterodox Academy gegründet. Mitglieder dieser Vereinigungen stammen häufig aus dem akademischen Kontext, weil die Bedrohung der gedanklichen Vielfalt für die Wissenschaft besonders problematische Folgen hätte und jetzt schon hat. Tatsächlich greifen identitätspolitische Kampagnen an amerikanischen Universitäten zunehmend Raum, und sie haben die freie Rede gerade im akademischen Kontext in vielen Fällen erfolgreich untergraben können. Studentische Proteste mit identitätspolitischem Hintergrund verhindern zunehmend die Einladung von Rednern mit mutmaßlich oder tatsächlich rechter Gesinnung; politisch konservativ denkende Professoren werden boykottiert; Studenten fordern öffentlich, nicht mit diversen politischen und wissenschaftlichen Ansichten konfrontiert zu werden; weigern sich, Bücher von ihrer Meinung nach »zu aufregenden« Autoren zu lesen, wie etwa Homer oder Virginia Woolf; und Demonstrationen für bestimmte politische Themen werden auf Betreiben von Studentenvertretern von Universitätsleitungen systematisch verboten. Kontroversen werden als Bedrohung aufgefasst und charakterisiert, und missliebige politische Positionen werden nicht nur angegriffen, sondern sollen generell nicht mehr vorkommen. Auch an deutschen Universitäten gibt es zunehmend mehr Beispiele für diese Spielart der um sich greifenden Cancel-Culture. So wurde etwa der AfD-Mitbegründer Bernd Lucke durch systematische Studentenproteste daran gehindert, seine Vorlesung über Ökonomie an der Universität Hamburg abzuhalten. Seine Vorlesung propagiere den »schlanken Staat«, war eine der Begründungen dafür – offenbar als Indiz für rechtsextreme Gesinnung. Während Lucke durch die Leitung seiner Universität unterstützt wurde, widerfährt das nicht allen Akademikern. Die Leitung der Humboldt-Universität in Berlin hat beispielsweise einen Vortrag der dort angestellten Biologin Marie-Luise Vollbrecht über die Geschlechter-Biologie mit dem Verweis auf Proteste von Aktivisten abgesagt. Die Biologin vertrete Positionen in der Transgender-Debatte, die »nicht im Einklang mit dem Leitbild der HU und der von ihr vertretenen Werte« stünden, erläuterte die Universitätsleitung. Der politische Kampf für die identitäre Diversität geht also unmittelbar zulasten der gedanklichen Diversität.

Unabhängig von irgendwelchen politischen Zielen, um die es mir in diesem Zusammenhang nicht gehen soll, gibt es gute Gründe, die gedankliche Diversität sehr wichtig zu finden. Der vielleicht beste Grund kann sich auf Darwin berufen. Seine Evolutionstheorie fußt auf drei Annahmen. Die erste bezieht sich auf die Variation unserer Gene. Wir erben zwar die Gene unserer Eltern, aber die Art und Weise, wie diese Gene sich mischen, unterliegt dem Zufall. Wäre dem nicht so, hätten ja alle Nachkömmlinge derselben Eltern dasselbe Erbgut. Es gibt also genetische Variation. Die zweite Annahme bezieht sich auf Selektion. Wie andere Tiere auch leben wir in einer bestimmten Umwelt, und für diese Umwelt sind bestimmte Gene nützlicher als andere. Ist das Klima zum Beispiel heiß, kann es nützlich sein, eine geringe Behaarung und eine Haut zu haben, die das Licht wenig reflektiert, während bei einem kalten Klima das Gegenteil zutrifft. Wenn man sich von Früchten ernährt, die auf Bäumen wachsen, dann profitiert man von Genen, die einem entweder einen langen Körper, lange Arme oder ein gutes Klettervermögen beschert haben. Die dritte Annahme bezieht sich auf die Erblichkeit dieser Eigenschaften. Wenn man über ein Erbgut verfügt, das für die momentane Umwelt besonders günstig ist, dann wird man mit einer größeren Wahrscheinlichkeit überleben als Menschen, für die das nicht zutrifft. Wenn die Früchte hoch hängen, dann werden die guten Kletterer und die langen Kerle eher beziehungsweise länger überleben. Wenn sie das tun, werden sie größere Chancen haben, ihr Erbgut durch Paarung an ihre Kinder zu übergeben, die dann auch relativ gut an die momentane Umwelt angepasst wären.

Was das alles mit Diversität zu tun hat? Stellen Sie sich vor, die Umweltbedingungen veränderten sich drastisch, sei es durch einen Meteoriteneinschlag, einen Atomkrieg, die Einwanderung neuer Fressfeinde, die Bedrohung durch umherziehende Banden oder was immer. Wenn sich die Umweltbedingungen verändern, dann verändert sich notwendigerweise auch der Grad der Anpassung an diese Umweltbedingungen durch ein bestimmtes Erbgut. Vielleicht sind die Fähigkeiten, die heute ein optimales Überleben sichern, nach der Veränderung völlig unwichtig, und andere Fähigkeiten spielen eine zentrale Rolle. Solange es nur um die Ernährung ging, hatten die guten Kletterer und die langen Kerle die besten Karten. Wenn die Gemeinschaft aber plötzlich durch einen äußeren Feind bedroht wird, kann plötzlich die Wehrhaftigkeit, die Aggressivität und die physische Stärke viel wichtiger werden. Würde die Evolution also immer nur die Anpassung der Lebewesen an die momentanen Umweltbedingungen optimieren, dann wären nicht nur alle gleich, sondern sie wären auch allesamt möglichen Veränderungen dieser Bedingungen unvorbereitet ausgeliefert. Besser wäre es, wenn die Evolution immer ein gewisses Maß an Vielfalt bereithielte, sodass die Gemeinschaft immer auch über Mitglieder verfügt, die mit veränderten Bedingungen relativ gut umgehen können. Diversität ist also essenziell für den konstruktiven und kreativen Umgang mit Veränderung, sie ist eine Investition in eine erfolgreiche Zukunft.

Die allgemeine Logik dieser Überlegung lässt sich auch auf viele andere Probleme anwenden. Einem dieser Probleme sind wir im vorigen Abschnitt bereits begegnet. Dort habe ich argumentiert, dass Wissen und Expertise auf einem bestimmten Gebiet einerseits nützlich sind, andererseits aber auch Entscheidungen dadurch verzögern können, dass man mehrere Entscheidungsalternativen zur Verfügung hat und zwischen ihnen entscheiden muss. Das erzeugt Unsicherheit. Viele Menschen können damit nicht besonders gut umgehen, sodass ihnen Sicherheit, also die Verfügbarkeit von nur einer Alternative, eigentlich angenehmer wäre. Ein Bedürfnis, das von Populisten, deren Charme im Allgemeinen auf dem Beharren auf einfachen Lösungen beruht, perfekt bedient wird. Der Sinn der Diversität von Gedanken, von Möglichkeiten von Entscheidungsalternativen mag ihnen daher nicht einleuchten. Was aber, wenn wir nicht mehr den gewohnten Gang gehen können, wenn uns unsere nächstliegende Alternative im Stich lässt?

Was Menschen in diesen Situationen tun, wird in der psychologischen Kreativitätsforschung untersucht. In klassischen Studien wurden Versuchspersonen zum Beispiel mit bestimmten Objekten ausgestattet, mit deren Hilfe sie bestimmte Probleme lösen sollten. Ein klassisches Beispiel ist eine Versuchsanordnung, bei der zwei Fäden von der Decke hängen und Versuchspersonen gebeten werden, diese Fäden miteinander zu verknoten. Nun sind die Fäden allerdings so weit voneinander entfernt, dass man sie mit den beiden Händen nicht gleichzeitig erreichen kann. Was tun? Zur Lösung dieses Problems wird den Versuchspersonen ein Elektrobauteil zur Verfügung gestellt. Viele scheitern an der Lösung dieses Problems, weil sie nicht begreifen, in welcher Weise ein Elektrobauteil, das doch eine ganz andere Funktion hat, bei diesem Problem helfen könnte. Sie sind, so der Fachbegriff, auf die herkömmliche Funktion des Objekts fixiert und können sich nicht von dieser Fixierung lösen. Deswegen erkennen sie auch nicht, dass das Bauteil auch als einfaches Gewicht gebraucht werden kann. Dieses Gewicht kann man an einen der Fäden knoten, dadurch diesen Faden ins Schwingen bringen, sodass man schließlich den einen Faden festhalten kann und warten, bis der andere in greifbare Nähe schwingt. Die Nützlichkeit der Diversität bezieht sich hier nicht auf Personen oder das Genmaterial, sondern auf die Gedanken, die man über einen bestimmten Sachverhalt haben kann. Während im Normalfall nur der nächstliegende Gedanke nützlich ist, kann es immer Situationen geben, in denen einem auch fernliegendere Gedanken weiterhelfen. Auch hier hilft uns also Diversität, um mit dem Neuen, dem Ungewohnten und Unvorhergesehenen umzugehen.

Die Beispiele zeigen sowohl die Sonnen- als auch die Schattenseite der gedanklichen Diversität. Im Normalfall, wenn alles so läuft, wie wir es gewohnt sind, steht uns Diversität eher im Wege. Solange es nur um das Erreichen der Früchte geht, braucht die Gemeinschaft keine Mitglieder, die wehrhaft, aggressiv und stark sind. Solange unsere täglichen Routinen funktionieren, sind abwegigere Gedanken unnütz. Aber sobald sich die Dinge ändern, ist Diversität von größtem Nutzen. Genauso läuft es in unserem gesellschaftlichen Alltag. Oft würde ich mir wünschen, dass alle so denken wie ich, denn vieles würde dann einfacher. Sobald ich aber an meine Grenzen komme, wenn ich nicht mehr weiterweiß, dann bin ich dankbar für die Tatsache, dass andere anders mit den Problemen umgehen und ich davon lernen kann. Was hat das alles mit unserem Thema zu tun, nämlich der Frage, wie wir unsere Neurosen bekämpfen und vielleicht loswerden können? Um das zu erläutern, muss ich etwas weiter ausholen und erst über den anterioren cingulären Cortex (den ACC), über Dialektik und über Erdnüsse reden.

Der ACC ist nämlich die Hirnregion, die Signale über unsere Entscheidungskonflikte empfängt und dafür sorgt, dass sie gelöst werden. Wenn wir uns also nicht entscheiden können, ob wir nun ein Steak oder einen Tofuauflauf bestellen sollen, dann treten die Repräsentationen dieser zwei Entscheidungsalternativen in einen Konflikt, der dem ACC gemeldet wird. Dieser aktiviert daraufhin unseren frontalen Kortex, der unsere momentanen Pläne und Handlungsziele repräsentiert und daraufhin die Alternative unterstützt, die damit am besten vereinbar ist. Wenn Sie also etwa weniger Fleisch essen wollten, dann würde der frontale Kortex die Wahl des veganen Tofugerichts unterstützen. Je mehr Entscheidungsalternativen zur Verfügung stehen, desto stärker wird der ACC aktiviert, denn desto größer ist der Bedarf, den Konflikt beizulegen. Das an sich ist eine sehr funktionale Zusammenarbeit unserer Gehirnregionen, aber sie hat einen Haken: Sie geht nämlich mit dem Erleben negativer Gefühle einher. Wir finden Konflikte unangenehm. Auch das ist an sich kein Problem, denn der ACC sorgt ja dafür, dass die unangenehmen Gefühle vorbeigehen.

Aber mögen tun wir sie trotzdem nicht, und deswegen neigen wir dazu, sie von vornherein zu vermeiden. Wir gehen Konflikten aus dem Weg. Das sind natürlich keine guten Voraussetzungen für die langwierige Abwägung verschiedener Alternativen, denn dadurch verzögert sich ja die Entscheidung und die negativen Gefühle dauern länger an. Wenn wir also unseren Emotionshaushalt herunterregulieren wollen, um dadurch weniger neurotisch zu werden, dann scheint das längere Nachdenken über vernünftige Haltungen zunächst einmal keine gute Idee zu sein.

Aber es gibt Hoffnung! Einer der wesentlichen Unterschiede in der Art und Weise, wie amerikanische und chinesische Schüler mit konfliktreichen Problemen umgehen, hat etwas mit Dialektik zu tun. Die westliche Logik, die viele von uns in der Schule kennengelernt haben, basiert auf der Unvereinbarkeit unterschiedlicher Sachverhalte: Zwei einander widersprechende Aussagen können nicht zugleich zutreffen. Die dialektische Methode sieht diesen Widerspruch weniger streng und versucht, durch dessen nähere Untersuchung die Einsicht in das Problem zu vertiefen. Zheng und Mitarbeiter haben gemutmaßt, dass dies den Umgang mit Konflikten im Alltag beeinflussen könnte. Sie haben also amerikanischen und dialektisch geschulten chinesischen Versuchspersonen widersprüchliche Informationen vorgelegt und ermittelt, wie sie damit umgehen. Beide Versuchsgruppen waren gleichermaßen in der Lage, den Widerspruch als solchen eindeutig zu identifizieren. Während die amerikanische Versuchsgruppe auf diesen Widerspruch mit starken negativen Gefühlen reagierte, ging die chinesische Gruppe damit viel entspannter um. Dialektische Denker können also auch Konflikte wahrnehmen, aber sie sind dadurch nicht beunruhigt. Es muss daher irgendeine Möglichkeit geben, die Signale an unseren ACC zu senden, ohne gleichzeitig negative Gefühle zu erleben. Wie das genau funktioniert, wissen wir nicht, aber der Erfolg bestimmter therapeutischer Methoden weist in eine bestimmte Richtung. Denn wie bereits erwähnt, profitieren Patienten mit sehr starken Schuldgefühlen besonders gut von einem Training, bei dem sie lernen, den sachlichen Inhalt eines Gedankens von dessen emotionalen Wirkungen zu trennen (das sogenannte emotionale Detachment). Wir sollten also in der Lage sein, uns unsere Missetaten einzugestehen, ohne sie gleichzeitig in jedem Fall moralisch beziehungsweise emotional zu bewerten. Genau dies scheinen dialektische Denker zu können, und wir könnten ihnen nacheifern.

Wenn Ihnen eine Ausbildung in Dialektik zu aufwendig erscheint, bietet die Forschung inzwischen auch schnellere Lösungen an. Vor allem bestimmte Formen der Meditation können dafür gute Dienste leisten. Wie im ersten Kapitel erläutert, gibt es ganz verschiedene Arten von Meditationen. Manche dienen dazu, den eigenen Fokus zu finden und beizubehalten (sogenannte *focused attention meditations*). Andere haben genau das entgegengesetzte Ziel, nämlich, sich für alle möglichen Einflüsse zu öffnen (sogenannte *open monitoring meditations*). Letzteres ist tatsächlich auch das Ziel der buddhistischen Meditation, die vermeiden möchte, dass man unliebsame, peinliche, Schuld oder Scham erzeugende Gedanken unterdrückt. Da derlei Gedanken aber in der Regel negative Gefühle hervorrufen, die Menschen natürlicherweise vermeiden möchten, kann man sich diesen Gedanken nur dann stellen, wenn man sich von den mit ihnen verbundenen Gefühlen befreit. Wenn man sich also, wie bereits erörtert, emotional von den Gedanken distanziert (detached), ohne die Ereignisse zu leugnen, auf die sie sich beziehen. Der Erwerb meditativer Techniken dieser Art kann also genau denselben Zielen dienen wie ein Studium der Dialektik: zu lernen, mit Konflikten entspannter und deswegen überlegter umzugehen.

Vom Umgang mit Erdnüssen können wir schließlich lernen, dass Herausforderungen unsere Widerstandskraft stärken. Das wissen wir natürlich schon aus vielerlei Zusammenhängen. Herkömmliche Impfungen wirken ja deswegen, weil sie die zu vermeidende Krankheit ein klein wenig auslösen, sodass der Körper die nötigen Widerstandskräfte entwickeln kann. Dasselbe funktioniert bei Erdnüssen: Versuchspersonen, die in ihrer Kindheit mit Erdnüssen konfrontiert wurden, haben viel seltener Erdnussallergien entwickelt als Versuchspersonen, deren Eltern sie von Erdnüssen ferngehalten haben. Aus dieser Sicht ist die in den letzten Jahren deutlich zugenommene Tendenz, Kinder zu Hause und in der Schule von jeglicher Frustration, jeglichem Konflikt fernzuhalten, kritisch zu betrachten. Denn wenn man nicht lernt, Konflikte auszuhalten und mit ihnen konstruktiv umzugehen, bleibt einem später nur die Möglichkeit, ihnen aus dem Weg zu gehen. Etwa indem man schnell klare Haltungen entwickelt, passende Meinungsblasen aufsucht und abweichende Meinung für vollkommen abwegig hält. Die dadurch entstandene Generation hat man in den USA als Schneeflocken bezeichnet, weil sie sich bei der geringsten Berührung mit Hitze gewissermaßen mental auflösen. Aus demselben Grund wurde diese Generation in Deutschland die Generation Psychotherapie genannt. Beides ist in gewissem Sinne despektierlich und ungerecht, weil es ja die Erziehungsmethoden der Eltern waren, die diese Generationen geformt haben. Aber es ist nie zu spät, und so könnten wir schon morgen beginnen, an der Widerstandskraft unserer Jüngsten, aber auch von uns selbst zu arbeiten.

Um unsere Neurosen wirkungsvoll zu bekämpfen, können wir also verstärkt darüber nachdenken, wie wir lernen können, besser mit Konflikten umzugehen. Wie wir sie nicht leugnen, aber uns doch sachlich mit ihnen auseinandersetzen können, ohne uns dauernd zu empören. Wie wir es ertragen können, dass andere Menschen andere Meinungen haben und dass diese Meinungen vielleicht interessant sein können und uns auf neue Ideen bringen. Dass die Vielfalt der Meinungen unsere Gemeinschaft viel besser darauf vorbereitet, mit neuen Herausforderungen umzugehen, wovon wir alle profitieren. Denn das Darwinsche Konzept des Überlebens und des *Alle gegen Alle* ist ja längst durch eines der sozialen Evolution ersetzt worden, weil die Ideen des einen ja auch dem anderen helfen. Es kann nicht so schwierig sein, dass wir uns alle grundlegende dialektische Fähigkeiten aneignen, die es uns erlauben, nicht das Herausfordernde und Problematische, sondern das Interessante und Lehrreiche in einem Konflikt zu sehen, statt uns darüber unnötig aufzuregen. Lassen Sie uns diese Chancen doch nutzen und unseren Neurosen die Tür weisen!

Nachwort

Dieses Buch ist mein zweiter Versuch, wissenschaftliche Erkenntnisse für die Diskussion gesellschaftlicher Probleme fruchtbar zu machen. Aus Gründen der Lesbarkeit habe ich wieder von direkten Zitaten im Text abgesehen und Literaturhinweise an das Buchende verbannt. In der folgenden Literaturliste finden Sie nicht nur Angaben zu der Literatur, auf die ich mich im Text beziehe oder die mich beim Schreiben dieses Buches angeregt hat, sondern auch Angaben zu weiterführenden Texten. Auch in diesem Buch habe ich wieder auf meine eigene Art gegendert, indem ich im Text das herkömmliche generische Maskulinum verwende, in konkreten Beispielen hingegen das Femininum beziehungsweise weibliche Beispiele. Die Gründe dafür habe ich in meinem vorigen Buch erläutert. Ganz herzlich bedanken möchte ich mich bei Lea Mara Eßer für ihren Enthusiasmus für dieses Buchprojekt, bei allen Mitarbeitern des Westend-Verlages für ihre großartige, vertrauensvolle Unterstützung und Mitarbeit und bei Gunhild Arend, Stefan Boßdorf und Renate Pötschke für wichtige Kommentare und Anregungen auf dem Weg zu dieser letzten Version des Buches.

Literatur

Einleitung

Aerzteblatt.de (2020): Mehr Kinder und Jugendliche von Cybermobbing betroffen, in: https://www.aerzteblatt.de/nachrichten/118853/Mehr-Kinder-und-Jugendliche-von-Cybermobbing-betroffen, abgerufen am 19.12.2023.

Bundeskriminalamt (Hg.) (2023): Häusliche Gewalt. Lagebild zum Berichtsjahr 2022, Wiesbaden.

Carpenter, Christopher J. (2012): Narcissism on Facebook: Self-promotional and anti-social behavior, in: Personality and Individual Differences, 52:482-486.

Casale, Silvia, Vanessa Bonchi 2020): Narcissism and problematic social media use: A systematic literature review, in: Addictive Behaviors Reports, 11:100252.

Czarna, Anna Z.; Zajenkowski; Maciantowicz, Oliwia; Szymaniak, Kinga (2021): The relationship of narcissism with tendency to react with anger and hostility. The roles of neuroticism and emotion regulation ability, in: Current Psychology, 40:5499-5514.

DAK (Hg.) (2022): Psychreport 2021. Entwicklungen der psychischen Erkrankungen im Job, 2010-2020.

Fegan, Rebecca B.; Bland, Amy R. (2021): Social media use and vulnerable narcissism. The differential roles of oversensitivity and egocentricity, in: International Journal of Environmental Research on Public Health, 18:9172.

Haidt, Jonathan (2024). The anxious generation, London.

Kong, Fanchang; Wang, Meiru, Zhang, Xingjie; Li, Xiaoyao; Sun, Xiaojun (2021): Vulnerable narcissism in social networking sites. The role of upward and downward social comparisons, in: Frontiers in Psychology, 12:711909.

Newsom, Cassandra Rutledge; Archer, Robert P.; Trumbetta, Susan; Gottesman, Irving I. (2003): Changes in adolescent response patterns on the MMPI/MMPI. A across four decades, in: Journal of Personality Assessment, 81:74-84.

Robert Koch Institut (Hg.) (2021): Psychische Gesundheit in Deutschland. Schwerpunktbericht Teil 1. Erwachsene, Berlin.
Schmidt, Thilo (2016): Ein Land verliert seine Hemmungen, in: Deutschlandfunk, https://www.deutschlandfunkkultur.de/hass-und-morddrohungen-in-deutschland-ein-land-verliert-100.html, abgerufen am 19.12.2023.
Spiegel (2022): Die Unsicherheit und Wut der Deutschen wächst, in: Spiegel.de, https://www.spiegel.de/politik/deutschland/umfrage-die-wut-der-deutschen-waechst-a-3396c8af-d695-4011-9d6d-6be588a1b0ab, abgerufen am 19.12.2023.
Statistisches Bundesamt (Destatis) (2022): Zahl der Woche Nr. 32 vom 9. August 2022.
Tagesschau.de (2023): Mehr Aggressionen im Straßenverkehr, in: https://www.tagesschau.de/inland/gesellschaft/strassenverkehr-aggressionen-100.html, abgerufen am 19.12.2023.
Techniker Krankenkasse (Hg.) (2021): Gesundheitsreport. Arbeitsunfähigkeiten.
Twenge, Jean M., W. Keith Campbell (2009): The narcissism epidemic: Living in the age of entitlement, New York.
Workman, Clifford I., Keith J. Yoder, Jean Decety (2020): The dark side of morality – Neural mechanisms underpinning moral convictions and support for violence, in: Ajob Neuroscience, 11:269-284.

Was sind Neurosen?

https://de.wikipedia.org/wiki/Neurose, abgerufen am 19.12.2023.
https://de.wikipedia.org/wiki/Big_Five_(Psychologie), abgerufen am 19.12.2023.

Aufmerksamkeit

Becker-Carus, Christian; Wendt, Mike (2017): Allgemeine Psychologie. Eine Einführung, Heidelberg
Cornelius, Randolph R. (1996): The science of emotion, Upper Saddle River
Pluess, Michael; De Brito, Stephane A; Jones Bartoli, Alice; McCroy, Eamon; Viding, Essi (2020): Individual differences in sensitivity to the early environment as a function of amygdala and hippocampus volumes. An exploratory analysis in 12-year-old boys, in: Development and Psychopathology, 34:901-910.
Rheinländer, Andreas (2023): Amygdala, in: https://www.kenhub.com/de/library/anatomie/amygdala, abgerufen am 20.12.2023.
Zajonc, Robert B. (1980): Feeling and thinking. Preferences need no inferences, in: American Psychologist, 35:151–175.

Bewältigungsstrategien

Lazarus, Richard S.; Alfert, Elizabeth (1964): Short-circuiting of threat by experimentally altering cognitive appraisal, In: Journal of Abnormal and Social Psychology, 69:195–205.

https://de.wikipedia.org/wiki/Metakognitive_Therapie, abgerufen am 20.12.2023.

Sokolov Evgeny N. (1963): Perception and the conditioned reflex, Oxford.

Sokolov, Evgeny N.; Spinks, John A.; Näätänen, Risto;Lyytinen, Heikki (2002): The orienting response in information processing, Hillsdale.

Sonnentag, Sabine (2012). Psychological detachment from work during leisure time. The benefits of mentally disengaging from work, in: Current Directions in Psychological Science, 21:114–118.

Wells, Adrian (2005): Detached mindfulness in cognitive therapy. A metacognitive analysis and ten techniques, in: Journal of Rational-Emotive & Cognitive-Behavior Therapy, 23:337–355.

Komplexe

Festinger, Leon (1957): A theory of cognitive dissonance, Redwood City.

Klinger, Eric (2013): Goal commitments and the content of thoughts and dreams. Basic principles, in: Frontiers in Psychology, 10, 415.

https://de.wikipedia.org/wiki/Komplex_(Psychologie), abgerufen am 20.12.2023.

Wie werden wir neurotisch?

Die Flut der Trigger

CARMA International (2006): The CARMA report on western media coverage of humanitarian disasters, Washington (Washington, DC: CARMA, 2006).

Feistel, Felix (2023): Null Interesse, in: Manova, https://www.manova.news/artikel/null-interesse, abgerufen am 19.12.2023.

Froschauer, Uwe (2023): Die Macht der Gefühle, in: Manova, https://www.manova.news/artikel/die-macht-der-gefuhle, abgerufen am 18.12.2023.

https://dorsch.hogrefe.com/stichwort/international-affective-picture-system-iaps, abgerufen am 19.12.2023.

Krönig, Jürgen (2010): Mehr Tränen, bitte, in: Zeit Online, https://www.zeit.de/online/2007/08/medien-emotion-analyse, abgerufen am 19.12.2023.

Precht, Richard David; Welzer, Harald (2022): Die vierte Gewalt. Wie Mehrheitsmeinung gemacht wird, auch wenn sie keine ist, Frankfurt.

Siewert-Kowalkowska, Katarzyna (2020): Emotionalisierung durch Sprache in der Terrorismusberichterstattung am Beispiel der deutschen Boulevard- und Qualitätspresse, in: Linguistische Treffen in Wrocław, Vol. 17, 261-270.

Süselbeck, Jan (2013): War Sells, But Who's Buying? In: Zur Emotionalisierung durch Kriegsdarstellungen in den Medien, Bundeszentrale für politische Bildung. Aus Politik und Zeitgeschichte, https://www.bpb.de/shop/zeitschriften/apuz/165753/war-sells-but-who-s-buying-zur-emotionalisierung-durch-kriegsdarstellungen-in-den-medien, abgerufen am 19.12.2023.

Tagesthemen (Stichwort), in: https://de.wikipedia.org/w/index.php?title=Tagesthemen&oldid=240979892, abgerufen am 7.2.2024.

Selbstsensibilisierung

Akrap, Doris (2022): Gefühle statt Handlungen. Wir stellen die falschen Fragen, in: TAZ, https://taz.de/Gefuehle-statt-Handlungen/!5822197, abgerufen am 7.2.2024.

AOK Bundesverband (2022): Burnout-Risiko bei Pflegefachpersonen hoch, in: https://www.aok.de/pp/bv/pm/burnout-risiko-pflegefachpersonen, abgerufen am 19.12.2023.

Berry, Dianne C.; Broadbent, Donald E. (1987): The combination of explicit and implicit learning processes in task control, in: Psychological Research, 49:7–15.

Brosche, Heidemarie (2023): Empathie. Eine Superkraft für die Schule, in: Magazin Schule, https://www.magazin-schule.de/magazin/empathie-eine-superkraft-fuer-die-schule, abgerufen am 19.12.2023.

Damasio, Antonio R. (1994). Descartes' Irrtum. Fühlen, Denken und das menschliche Gehirn, München.

Dörner, Dietrich; Kreuzig, Heinz W.; Reither, Franz; Stäudel, Thea (Hg.) (1983): Lohhausen. Vom Umgang mit Unbestimmtheit und Komplexität, Bern.

https://www.socialnet.de/lexikon/empathie, abgerufen am 19.12.2023.

Erdelyi, Matthew Hugh (1974): A new look at the new look: Perceptual defense and vigilance, in: Psychological Review, 81:1-25.

Festinger, Leon (1957): A theory of cognitive dissonance, Redwood City.

Haidt, Jonathan (2001). The emotional dog and its rational tail. A social intuitionist approach to moral judgment, in: Psychological Review, 108, 814–834.

Haidt, Jonathan (2012): The righteous mind. Why good people are divided by politics and religion, New York.

Haidt, Jonathan, Joseph Craig (2004): Intuitive ethics. How innately prepared intuitions generate culturally variable virtues, in Daedalus, 133: 55–66.

Hommel, Bernhard (2023). Gut gemeint ist nicht gerecht. Die falschen Versprechen der Identitätspolitik, Frankfurt.
Huebner, Bryce; Dwyer, Susan; Hauser, Marc (2009): The role of emotion in moral psychology, in: Trends in Cognitive Sciences, 13:1-6.
Hume, David (1739): A treatise of human nature, Oxford.
Keller, Johannes; Pfattheicher, Stefan (2013): The compassion–hostility paradox. The interplay of vigilant, prevention-focused self-regulation, compassion, and hostility, in: Personality and Social Psychology Bulletin, 39: 1518-1529.
Kuhn, Annette (2023): Wir sind keine esoterische Schule. Wir sind ganz normal, in: Deutsches Schulportal, https://deutsches-schulportal.de/schulkultur/projekt-empathie-macht-schule-grundschule-im-gutspark-belrin-wir-sind-keine-esoterische-schule-wir-sind-ganz-normal, abgerufen am 20.12.2023.
Li, Yan; Ashkanasy, Neal M.; Ahlstrom, David (2014): The rationality of emotions. A hybrid process model of decision-making under uncertainty, in: Asia Pacific Journal of Management, 31:293–308.
Medwing (2023): Burnout in der Pflege: Ursachen, Symptome und wichtige Infos, in: Medwing Magazin, https://medwing.com/de/de/magazine/artikel/burnout-in-der-pflegeausbildung, abgerufen am 19.12.2023.
https://de.wikipedia.org/wiki/Moral, abgerufen am 20.12.2023.
https://en.wikipedia.org/wiki/Moral_foundations_theory, abgerufen am 20.12.2023.
Pham, Michel Tuan (2007): Emotion and rationality: A critical review and interpretation of empirical evidence, in: Review of General Psychology, 11:155-178.
Pohl, Rüdiger F. (Hg.) (2017): Cognitive illusions. Intriguing phenomena in thinking, judgment and memory (2. Auflage), London/New York.
Politischbilden.de (2023): Mit Empathie gegen Antisemitismus, in: https://politischbilden.de/material/empathie-gegen-antisemitismus, abgerufen am 19.12.2023.
Roether, Diemut (undatiert): Die Emotionsfalle im Journalismus. »Gefühlte Wirklichkeit«, in: Goethe-Institut, https://www.goethe.de/ins/in/de/kul/fmd/btl/21446204.html, abgerufen am 7.2.2024.
Roig, Emilia (2021): Empathie ist der Anfang vom Ende der Diskriminierung, https://blogs.taz.de/dissenspodcast/emilia-roig, abgerufen am 19.12.2023.
Schmid, Birgit (2022): »Was macht das mit Ihnen?« Wieso diese Phrase in journalistischen Texten so nervt, in: Neue Zürcher Zeitung, https://www.nzz.ch/feuilleton/medien/nervige-phrase-im-journalismus-was-macht-das-mit-ihnen-ld.1718391, abgerufen am 7.2.2024.
Siegle, Dorothea (2022): »Waren ja alles nur Kleinigkeiten«, in: Psychologie Heute, https://www.psychologie-heute.de/gesundheit/artikel-

detailansicht/42219-waren-ja-alles-nur-kleinigkeiten.html, abgerufen am 19.12.2023.
Stäbener, Jana (2023): Empathie kann Diskriminierung und Rassismus befeuern, BuzzFeed.News, https://www.buzzfeed.de/news/rassismus/empathie-mitgefuehl-psychologie-abgrenzung-diskriminierung-rassismus-empathisch-91662040.html, abgerufen am 19.12.2023.
Vanman, Eric J. (2016): The role of empathy in intergroup relations, in: Current Opinion in Psychology, 11:59-63.
Vergin, Julia (2017): Zuviel Empathie macht krank, Deutsche Welle, https://www.dw.com/de/zuviel-empathie-macht-krank/a-41030061, abgerufen am 19.12.2023.
ZDF Heute (2022): Studie: Burnout in der Pflege doppelt so hoch, in: https://www.zdf.de/nachrichten/panorama/pflegepersonal-burnout-studie-100.html#xtor=CS5-281, abgerufen am 19.12.2023.

Komplexbildung

American Psychiatric Association (2013): Diagnostic and statistical manual of mental disorders, Washington.
Carpenter, Christopher J. (2012): Narcissism on Facebook: Self-promotional and anti-social behavior, in: Personality and Individual Differences, 52:482-486.
Cassingham, Randy (2005): The True Stella Awards: Honoring real cases of greedy opportunists, frivolous lawsuits, and the law run amok, New York.
Deutsche Gesellschaft für Psychiatrie und Psychotherapie, Psychosomatik und Nervenheilkunde (2022): Klimawandel und psychische Gesundheit. Positionspapier, in: https://www.dgppn.de/aktuelles/stellungnahmen-und-positionen/aktuelle-positionen-2022/positionspapier-klimawandel.html, abgerufen am 20.12.2023.
Grubbs, Joshua B.; Warmke, Brandon; Tosi, Justin; James, A Shanti (2020): Moral grandstanding and political polarization. A multi-study consideration, in: Journal of Research in Personality, 88:104009.
haltung-zeigen.org, in: https://www.haltung-zeigen.org.
Haslam, Nick (2016): Concept creep. Psychology's expanding concepts of harm and pathology, in: Psychological Inquiry, 27:1-17.
Lohr, Matthias (2023): Streit um Besuch an Synagoge, in: Hessisch-Niedersächsische Allgemeine, 15.11.2023.
Rapp, Carolin (2016): Moral opinion polarization and the erosion of trust, in: Social Science Research, 58:34-45.
Reschke, Anja (2018): Haltung zeigen!, Hamburg.
https://stellaawards.com/
Sue, Derald Wing (2010): Microaggressions in everyday life. Race, gender, and sexual orientation, Hoboken, NJ.

Tajfel, Henri (Hg.) (1978): Differentiation between social groups. Studies in the social psychology of intergroup relations, London.

Der autoneurotische Teufelskreis

https://de.wikipedia.org/wiki/Männer_(Lied)

Wie werden wir unsere Neurosen wieder los?

Elias, Norbert (1939): Über den Prozeß der Zivilisation. Soziogenetische und psychogenetische Untersuchungen, Basel.

Neue Sachlichkeit

https://chatopenai.de

Dem Zweifel eine Chance

https://de.wikipedia.org/wiki/Hicksches_Gesetz
https://de.wikipedia.org/wiki/Dunning-Kruger-Effekt
https://dorsch.hogrefe.com/stichwort/speed-accuracy-tradeoff

Lust auf Diversität

Arvan, Marcus (2019): The dark side of morality: Group polarization and moral epistemology, in: The Philosophical Forum, 50:87-115.
Bastian, Rebekah (2019): Why we need to stop talking about diversity of thought, in: Forbes, https://www.forbes.com/sites/rebekahbastian/2019/05/13/why-we-need-to-stop-talking-about-diversity-of-thought/?sh=41ead8db67c3, abgerufen am 19.12.2023.
Du Toit, George, LEAP Study Team (2015): Randomized trial of peanut consumption in infants at risk for peanut allergy, in: New England Journal of Medicine, 372:803-813.
https://www.thefire.org
https://how-to-live.de/functional-fixedness, abgerufen am 20.12.2023.
Graefer, Anne (2022): Diversity light: Was ist eigentlich Diversity of Thought? in: GenderIQ, https://www.genderiq.de/blog/diversity-light-was-ist-eigentlich-diversity-of-thought, abgerufen am 19.12.2023.
Heidtmann, Jan (2022): Scharfe Kritik an Humboldt-Uni, in: Süddeutsche Zeitung, https://www.sueddeutsche.de/politik/cancel-culture-berlin-universitaet-gender-1.5614802, abgerufen am 20.12.2023.

https://heterodoxacademy.org
Inbar, Yoel, Joris Lammers (2012): Political diversity in social and personality psychology, in: Perspectives on Psychological Science, 7:496–503.
Lippelt, Dominique P.; Hommel, Bernhard; Colzato, Lorenza S. (2014): Focused attention, open monitoring and loving kindness meditation. Effects on attention, conflict monitoring and creativity, in: Frontiers in Psychology, 5:1083.
Lutz, Antoine; Slagter, Helen; Dunne, John D.; Davidson, Richard J. (2008): Attention regulation and monitoring in meditation, in: Trends in Cognitive Sciences, 12:163–169.
Simmank, Jakob (2019): Generation Psychotherapie, in: ZeitCampus, https://www.zeit.de/campus/2019-11/psychische-krankheiten-generation-psychotherapie-gesundheit, abgerufen am 18.12.2023.
https://www.die-tagespost.de/kultur/uni-hamburg-geht-gegen-cancel-culture-vor-art-225645, abgerufen am 20.12.2023.
Zheng, Wen, Ailin Yu, Disi Li, Ping Fang, Kaiping Peng (2021): Cultural differences in mixed emotions. The role of dialectical thinking, in: Frontiers in Psychology, 11:538793.